傷寒六經提綱歌

長安黃維翰竹齋撰

通論

外感病統傷寒　六經辨證醫聖傳

皮膚表為太陽　筋骨毛竅經絡網

六淫邪中傷病　風寒溼熱燥溫共

腸胃裏屬陽明　上起口咽下肛門

或食滯或飲結　六府不和鬱成邪

藏府外軀殼內　半表半裏少陽位

間接病由二陽　直接鼻吸三焦藏

肌肉脂屬太陰　溼潤失常是病因

經絡血皆少陰　虛實過度迺生疾
神經髓為厥陰　知覺運動主於神
神資血猶魚水　血寒血熱厥由分
太陽裏是少陰　血脈繫表布全身
陽明裏是太陰　津液分泌腸胃潤
少陽裏是厥陰　五藏外通九竅神
三陽病皆發熱　無熱惡寒求三陰
三陽病多陰虛　三陰陽虛多可知
一切病六經鈐　特於傷寒發其凡

太陽

太陽病其脈浮
此八字是提綱
自汗出脈浮緩
桂枝湯啜粥汗
服湯後煩不解
喘家作加杏朴
或七日經盡愈
表解後不了了
桂枝湯為解肌
酒客病不喜甘

頭項強痛惡寒符
初病發熱尚未彰
太陽中風虛邪先
榮衛諧和風自蠲
風池風府刺再啜
背強几几可加葛
欲作再經鍼三里
十二日愈勿輕擾
脈緊無汗不可與
誤服桂枝嘔逆見

煩不解渴欲飲
表解已裏未和
發乾嘔見短氣
太陽病脈浮緊
無汗喘為傷寒
發汗已脈數煩
不發汗因致衄
汗出後口渴乾
若不渴小便閉
表不解乾嘔欬

水逆作吐五苓品
心下痞鞕脅痛作
十棗湯將水飲驅
惡寒發熱體痛呻
主麻黃湯發汗痊
宜桂枝湯再微汗
衄少未與麻黃助
小便不利五苓散
茯苓甘草湯可與
心下水氣小龍排

心下痞嘔不利
汗出解裏未和
腹雷鳴又下利
脈浮緊身疼痛
脈浮緩身不疼
項背強几几然
脈微弱此無陽
陽脈濇陰弦乘
服建中若不差
胸中熱胃邪張

大柴胡湯乃可與
心下痞鞕乾嘔噫
生薑瀉心湯服宜
無汗煩躁大青龍
無少陰證亦可吞
與葛根湯發汗安
桂二婢一合成湯
腹中急痛小建中
小柴胡湯是所賴
腹痛欲嘔黃連湯

無大熱口燥渴
脈浮滑裏有熱
脈結促心動悸
病頭痛身體痛
若腹滿發讝語
渴飲水腹滿吟
十三條皆非常
太陽病發熱渴
宜涼解忌熱藥
證治條原書佚

心煩白虎加參酌
表無寒證白虎雪
炙甘草湯復脈急
發熱脈沉四逆用
肝乘脾縱期門刺
肝乘肺橫鍼期門
虛實寒熱隨證詳
不惡寒為溫病確
麻杏石甘湯最合
羅本流傳始詳悉

温病因伏氣發
風與寒二大綱
六種病均發熱

陽明

陽明病胃家實
若能食名中風
不吐下但心煩
發潮熱大便鞕
有燥屎轉矢氣
汗出多小便利

太陽篇中不參雜
温痙溼熱雜病詳
太陽病同證各別

外證自汗惡熱具
不食中寒實虛分
調胃承氣湯服安
讝語脈滑小承平
宜下可與大承氣
津液內竭蜜導宜

不欲食胃虛冷
渴欲水口乾燥
脈浮熱渴欲漿
汗出多口渴甚
脈浮熱口鼻燥
若無汗心懊憹
畜血證必喜忘
若下血有譫語
陽明病有三因
上各條為正陽

承氣攻熱噦逆生
白虎加參湯服妙
小便不利猪苓湯
勿與猪苓竭胃津
能食則衄胃熱驍
小便不利發黃徵
屎鞕色黑宜抵當
熱入血室期門刺
太陽少陽正陽分
太陽少陽併病詳

少陽

少陽病相火炎　口苦咽乾目暈眩
若中風兩耳聾　目赤胸滿煩不寧
若傷寒脈細弦　頭痛發熱不可汗
太陽病傳少陽　往來寒熱胸脅滿
默默然不飲食　心煩喜嘔小柴宜
陽明病併少陽　熱結在裏大柴湯
少陽病有三禁　發汗吐下皆所慎
惟宜用和解清　大小柴胡湯最工
直接病由鼻受　疫傳三焦氣息臭

合併病有專條　溫疫雜病篇中標

二陽合病三陽合病

二三陽同時病　名為合病共四證

太陽與陽明合　喘而胸滿表證多

麻黄湯發其汗　不可下恐邪内陷

自下利腸邪滯　葛根湯解表裏鬱

不下利但作嘔　葛根加夏降逆瘳

以上太陽陽明合病

太陽與少陽合　下利黄芩湯與嘔

若兼嘔加夏薑　裏熱清解表亦康

以上太陽少陽合病

陽明與少陽合　宿食下利脈滑數

裏熱實當攻下大承氣湯服勿譁
以上陽明少陽合病

三陽合脈浮大腹滿身重難轉側
口不仁譫遺尿自汗白虎湯可療
誤發汗譫語甚誤下額汗厥逆因
以上三陽合病

二陽併病

病轉屬為併病二陽併病共三種
太陽病傳陽明失治誤治有二因
傷寒病傳陽明三日脈大是其徵
汗出多微惡寒服桂枝湯微汗痊
若脈浮無汗喘宜麻黃湯發其汗

不惡寒口乾渴
宜與服五苓散
汗不解蒸蒸熱
熱不潮腹大滿
表證罷發潮熱
腹滿喘而讝語
表未罷或嘔多
誤治轉由發汗
亡津液胃乾燥
頭痛熱小便清

轉屬陽明小便數
多飲煖水滋胃乾
調胃承氣湯宜啜
小承氣湯和胃安
手足濈然汗出徹
大便鞕宜大承氣
不可逆用攻下藥
或吐或下利小便
轉屬陽明脾約病
發汗須藉桂枝功

誤吐後腹脹滿　調胃承氣湯服安
吐下汗小便數　大便鞕與小承和
脾約證大便堅　小便數宜麻仁丸
以上太陽與陽明併病
太陽與少陽併　五六日間風寒同
不飲食心煩嘔　往來寒熱臍滿苦
胸滿煩或口渴　身有微熱欬嗽作
腹中痛臍下痞　小便不利心下悸
見一證不必具　小柴胡湯即可與
八九日如瘧狀　脈微惡寒身必痒
陰陽虛當小汗　宜服桂麻湯各半

形似瘧日再發　桂二麻一湯合佳
支節痛心下結　柴胡桂枝湯最協
頭汗出心中煩　柴桂乾薑湯可安
十餘日熱結裏　往來寒熱大柴宜
頭項强或眩冒　心下痞鞕如結胸
刺大椎肺肝俞　不可汗下成錯誤
以上太陽與少陽併病
少陽與陽明病　發汗利尿劑誤用
胃中燥則心煩　亡津液故大便難
發汗多致亡陽　譫語宜服柴桂湯
發潮熱大便溏　胸脅滿與小柴康

不大便而逆嘔　舌上白苔亦可服
胸滿嘔哺潮熱　小柴加硝湯宜啜
若煩熱如瘧狀　脈實宜服大柴湯

太陰

太陰病腹滿痛　吐食自利無渴證
藏有寒陽虛甚　宜服四逆理中溫
受病因有三端　中風傷寒誤下陷
因中風肢煩疼　脈浮桂枝湯驅風
因傷寒身發黃　手足自溫鬱熱成
腹微滿茵陳蒿　瘀熱麻軺赤豆湯

小便利不發黄　暴煩下利腐穢行
太陽病誤攻下　腹滿時痛屬太陰
桂枝湯加芍良　大實痛再加大黄
設脈弱胃氣弱　不宜使用大黄芍

少陰

少陰病脈微細　陽虛神倦但欲寐
上焦熱自利渴　下焦虛寒溺白濁
始得病反發熱　脈沉麻辛附湯越
二三日無裏證　麻甘附湯微汗通
口中和背惡寒　服附子湯灸關元

身體痛手足寒　脈沉附子湯可痊
上焦熱見咽痛　甘草不差與桔梗
咽中痛半夏散　不能散服煎湯嚥
咽生瘡不能語　苦酒湯治聲不出
咽痛煩兼下利　胸滿猪膚湯醫治
心中煩不得卧　黄連阿膠湯清火
下焦寒自下利　腹痛小便或不利
或欬嘔小便利　真武湯方皆可治
吐且利手足冷　煩躁欲死宜吴萸
便膿血腹痛將　小便不利桃花湯

自下利脈甚微 宜白通湯急溫裏
利不止厥無脈 乾嘔煩加猪膽汁
利清穀手足厥 裏寒外熱脈欲絕
面色赤或咽痛 腹痛乾嘔不惡寒
或利止脈不出 通脈四逆湯可服
少陰病急下三 首為口燥喉咽乾
利清水色純青 口乾燥兼心下痛
腹脹滿不大便 大承氣湯急救陰
少陰病死證六 吐利躁煩四逆休
或惡寒身踡利 手足逆冷亦不治

下利止而頭眩時時自冒死亦然
又四逆惡寒踡脈絕不煩而躁死
六七日息高死脈微細沉汗出吐
兼自利復煩躁不得臥寐死證兆

厥陰

厥陰病消渴揭氣上撞心心疼熱
飢不食食吐蚘陰陽不順厥逆隨
厥逆證分寒熱神經作用皆由血
傷寒厥少發熱熱傷神經則為厥
厥日深熱亦深厥微厥熱是病因

熱日多厥日少
熱過多喉為痺
厥日多病為進
四逆厥不可下
熱厥證不可汗
手足厥脈乍緊
脈滑厥裏有熱
四逆證熱厥淺
蚘厥病吐蚘驗
傷寒厥心下悸

厥少熱多病愈兆
或為下利便膿血
寒多熱少陽氣退
此為亡血下之死
誤發汗必口傷爛
邪結胸中瓜蒂吐
白虎湯可治熱厥
欬悸腹痛四逆散
時煩而嘔烏梅丸
服苓甘湯免作利

手足厥寒脈細
大汗出大下利
脈弱嘔小便利
利清穀汗出厥
厥陰病死證六
藏厥病發熱利
或發熱下利甚
或厥逆發熱利
利厥冷而無脈
下利後手足厥

當歸四逆湯可與
厥逆惡寒主四逆
微熱見厥亦可與
通脈四逆湯最切
厥利能食除中憂
厥逆躁不得卧死
厥逆不止亦死證
汗出不止亡陽斃
灸之不還微喘危
脈絕不還亦死絕

結論

六經病原無多　為醫治誤迺繁數

或誤吐誤發汗　誤攻下誤利小便

誤火灸誤燒鍼　噀背水灌冷水潠

誤治後成壞病　各條雜列六篇中

分類辨詳而精　可為司命贊天工

《伤寒六经提纲歌》研读

成路平　主编

陕西新華出版
陕西科学技术出版社
Shaanxi Science and Technology Press
西安

图书在版编目（CIP）数据

《伤寒六经提纲歌》研读 / 成路平主编 . -- 西安：陕西科学技术出版社，2025. 6. -- ISBN 978-7-5369-9198-9

Ⅰ. R222.19

中国国家版本馆 CIP 数据核字第 2025VG4970 号

《伤寒六经提纲歌》研读

《SHANGHAN LIUJING TIGANG GE》YANDU

成路平　主编

责任编辑	潘晓洁
封面设计	朵云文化
出 版 者	陕西科学技术出版社 西安市曲江新区登高路 1388 号陕西新华出版传媒产业大厦 B 座 电话（029）81205187　传真（029）81205155　邮编 710061 http://www.snstp.com
发 行 者	陕西科学技术出版社 电话（029）81205180　81205178
印　　刷	陕西金和印务有限公司
规　　格	710mm × 1000mm　16 开本
印　　张	15　**插页**　24
字　　数	222 千字
版　　次	2025 年 6 月第 1 版 2025 年 6 月第 1 次印刷
书　　号	ISBN 978-7-5369-9198-9
定　　价	45.00 元

版权所有　翻印必究

《伤寒六经提纲歌》研读

编委会

主　编　成路平

副主编　路　波　王高雷

编　者　（以姓氏笔画为序）

丁　玉　王露露　冯雪柏　师韩菲

祁海燕　李　怡　杨甜甜　肖　华

肖　洋　吴宇祥　陈　瑞　杭　程

柯　婷　钟艺鸣　高向宏　黄　倩

董丹丹

序

三圣传继，成《易经》，揭阴阳二气之秘；岐黄问答，著《内经》，述脏腑经络之象；神农尝百草，集《本草》，明百药之性；伊尹借烹调，成《汤液》，创汤剂之始。仲景悲天悯人，伤横夭之莫救，勤求古训，撰先哲之论述，博采众方，汇诸家之大成，平脉辨治，集亲历之经验，为《伤寒杂病论》合十六卷，为后世垂辨证论治之规矩，立审势进退之津梁。

惜《伤寒杂病论》行世（约206年）不久，即遭兵燹散失。幸赖西晋太医令王叔和校辑编次（220-235年），为三十六卷行世。不久遭晋怀帝永嘉之乱，中原文物板荡，王氏编次之书复遭散失，秘传于民间四百载。至唐初，孙思邈虽述古殷勤，早年亦未睹是书，固有“江南诸师秘仲景要方不传”之憾。及至其晚年，方见民间秘传之《伤寒论》，遂载于所著《千金翼方》第九、十卷（公元682年）。后有王焘见另一别本，收录于《外台秘要》（752年）中。与此先后，仲景之书名还见于南朝梁《七录》载《张仲景辨伤寒》十卷，《隋书·经籍志》载《张仲景方》十五卷，《唐书·艺文志》载王叔和《张仲景药方》十五卷、《伤寒杂病论》十卷。然以上所载之书，均已不存。宋开宝时，节度使高继冲献《伤寒论》，后由高保衡、孙奇、林亿等人校刊，至宋英宗治平二年（公元1065年）刊印大字版十卷《伤寒论》；为便于传播，宋哲宗元佑三年（1088年）又印行小字本；今大小字原版均已无存。当今所传之宋刊本《伤寒论》十卷，实乃明万历二十七年（1599年）虞山赵开美翻刻宋代小字本《伤寒论》而成。

我流派宗师黄竹斋先生，为我国近现代著名中医科学家，私淑仲景活人医道，发愿搜罗仲景佚书，贡献医林。先生以个人之力，不懈奋斗，南北奔波，不辞劳瘁，历经艰苦，不屈不挠，素甘淡泊，不慕名利，于 1934 年往宁波访得仲景四十六世孙张绍祖家藏之仲景第十二稿《伤寒杂病论》。先生发现，此第十二稿《伤寒杂病论》内容较赵开美翻刻版多三分之一，且可纠正民国以来所发现之湘古本、蜀古本、康平本等其他版本《伤寒杂病论》错讹之处甚多，遂取各家不同版本之长核对订正，补其不足，于 1939 年获爱国将领张钫资助，木刻刊行，名曰《白云阁藏本伤寒杂病论》。该书共分四册、十六卷，合《伤寒》《金匮》为一帙，望复仲景本论之全璧，求补千古变迁之遗阙，诚为仲景绝学之羽翼。关于此第十二稿《伤寒杂病论》，米伯让先生认为："首先应以说理真实，应用有效为辨别之关键。即或非仲景手稿，亦无关宏旨。"1981 年，米伯让先生尊崇先师遗命，将自己用生命保护和珍藏近三十年之《白云阁藏本伤寒杂病论》木刻版，护送转交南阳医圣祠。该书版现藏于南阳医圣祠，为国家二级文物。

流派宗师米伯让先生早年师从黄竹斋先生，以勤奋朴实治学，曾用毛笔小楷字体手抄校录中医四大经典著作近百万言。先生对这些中医经典著作校勘有据、句读得当、录写隽秀、工整精美，其著述充分反映了他当年勤奋严谨之敬业精神与唯真唯美之治学态度。吾等于 2016 年影印出版了《米伯让手书校录中医经典》，其中《伤寒杂病论》即为我流派传承之珍本——《白云阁藏本伤寒杂病论》。于《米伯让手书校录中医经典·伤寒杂病论》第四册后，附录有黄竹斋先生所撰之《伤寒六经提纲歌》。

此《伤寒六经提纲歌》，乃黄竹斋（字维翰）先生之心血结晶，实系先生深研伤寒、指导临床之瑰宝。歌中以精炼之笔，勾勒三阳三阴，贯通寒温表里，明辨方证禁忌，警示生死误治。学者若能熟读精思，于临证之际，必能执简驭繁，胸有定见，效如桴鼓。此歌诀之功，在于使仲景奥旨，晦者得明，繁者得简，散者得聚，诚为传承伤寒学术、启迪后学津梁之不可多得者。全歌共计二百零六句，两千七百余言。采用“三三七”句式，文字畅达，言简意赅，纲举目张，韵律明快，朗朗上口，便于牢记。流派传人路波医师常以该歌为我流派传承教学之教材，传授“三阳三阴钤治百病”之技能。在研读黄竹斋、米伯让先生论著之基础上，流派后学成路平、王高雷等整理路波医师的授课内容，运用病机分析之范式，对歌诀所涉《伤寒论》条文进行了逐条解析，择优辑录历代伤寒注家之观点，进而汇集成本书。

余深信，本书对学习《伤寒杂病论》者及广大基层医务工作者而言，实乃一本极佳之参考读物。该书之付梓，必将有益于中医学术之传承，期盼此书能成为研习《白云阁藏本伤寒杂病论》、进而步入仲景医学殿堂之阶梯。余笃信广大中医药工作者必将喜爱此书，故欣然为之作序。

全国名中医

长安米氏内科流派代表性传承人

2025年仲春

目　录

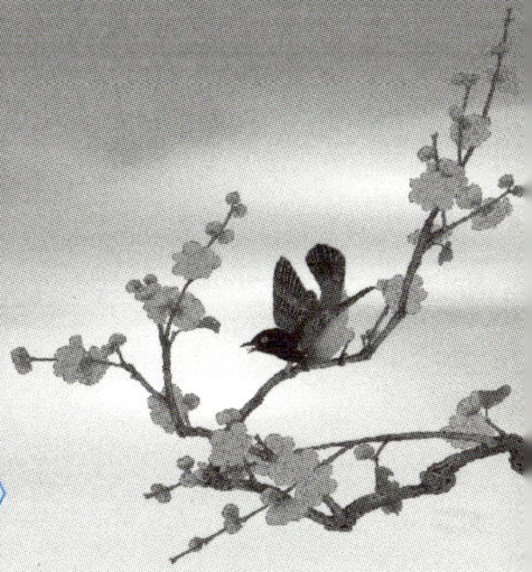

第一章 《伤寒六经提纲歌》

长安黄维翰竹斋撰

米伯让手书校录

通 论

外感病统伤寒，六经辨证医圣传。
皮肤表为太阳，筋骨毛窍经络纲。
六淫邪中伤病，风寒湿热燥温共。
肠胃里属阳明，上起口咽下肛门。
或食滞或饮结，六腑不和郁成邪。
脏腑外躯壳内，半表半里少阳位。
间接病由二阳，直接鼻吸三焦藏。
肌肉脂属太阴，湿润失常是病因。
经络血皆少阴，虚实过度乃生疢。
神经髓为厥阴，知觉运动主于神。
神资血犹鱼水，血寒血热厥由分。
太阳里是少阴，血脉系表布全身。
阳明里是太阴，津液分泌胃肠润。
少阳里是厥阴，五脏外通九窍神。
三阳病皆发热，无热恶寒求三阴。
三阳病多阴虚，三阴阳虚多可知。
一切病六经钤，特于伤寒发其凡。

太　阳

太阳病其脉浮，头项强痛恶寒符。
此八字是提纲，初病发热尚未彰。
自汗出脉浮缓，太阳中风虚邪先。
桂枝汤啜粥汗，荣卫谐和风自蠲。
服汤后烦不解，风池风府刺再啜。
喘家作加杏朴，背强几几可加葛。
或七日经尽愈，欲作再经针三里。
表解后不了了，十二日愈勿轻扰。
桂枝汤为解肌，脉紧无汗不可与。
酒客病不喜甘，误服桂枝呕逆见。
烦不解渴欲饮，水逆作吐五苓品。
表解已里未和，心下痞硬胁痛作。
发干呕见短气，十枣汤将水饮驱。
太阳病脉浮紧，恶寒发热体痛呻。
无汗喘为伤寒，主麻黄汤发汗痊。
发汗已脉数烦，宜桂枝汤再微汗。
不发汗因致衄，衄少未与麻黄助。
汗出后口渴干，小便不利五苓散。
若不渴小便闭，茯苓甘草汤可与。
表不解干呕咳，心下水气小龙排。
心下痞呕不利，大柴胡汤乃可与。
汗出解里未和，心下痞硬干呕恶。
腹雷鸣又下利，生姜泻心汤服宜。
脉浮紧身疼痛，无汗烦躁大青龙。
脉浮缓身不疼，无少阴证亦可吞。
项背强几几然，与葛根汤发汗安。

脉微弱此无阳，桂二婢一合成汤。
阳脉涩阴弦乘，腹中急痛小建中。
服建中若不差，小柴胡汤是所赖。
胸中热胃邪张，腹痛欲呕黄连汤。
无大热口燥渴，心烦白虎加参酌。
脉浮滑里有热，表无寒证白虎雪。
脉结促心动悸，炙甘草汤复脉急。
病头痛身体痛，发热脉沉四逆用。
若腹满发谵语，肝乘脾纵期门刺。
渴饮水腹满吟，肝乘肺横针期门。
十三条皆非常，虚实寒热随证详。
太阳病发热渴，不恶寒为温病确。
宜凉解忌热药，麻杏石甘汤最合。
证治条原书佚，罗本流传始详悉。
温病因伏气发，太阳篇中不掺杂。
风与寒二大纲，温痉湿热杂病详。
六种病均发热，太阳病同证各别。

阳 明

阳明病胃家实，外症自汗恶热具。
若能食名中风，不食中寒实虚分。
不吐下但心烦，调胃承气汤服安。
发潮热大便硬，谵语脉滑小承平。
有燥屎转矢气，宜下可与大承气。
汗出多小便利，津液内竭蜜导宜。
不欲食胃虚冷，承气攻热哕逆生。
渴欲水口干燥，白虎加参汤服妙。

脉浮热渴欲浆，小便不利猪苓汤。
汗出多口渴甚，勿与猪苓竭胃津。
脉浮热口鼻燥，能食则衄胃热骁。
若无汗心懊恼，小便不利发黄征。
畜血证必喜忘，屎硬色黑宜抵当。
若下血有谵语，热入血室期门刺。
阳明病有三因，太阳少阳正阳分。
上各条为正阳，太阳少阳并病详。

少　阳

少阳病相火炎，口苦咽干目晕眩。
若中风两耳聋，目赤胸满烦不宁。
若伤寒脉细弦，头痛发热不可汗。
太阳病传少阳，往来寒热胸胁满。
默默然不饮食，心烦喜呕小柴宜。
阳明病并少阳，热结在里大柴汤。
少阳病有三禁，发汗吐下皆所慎。
惟宜用和解清，大小柴胡汤最工。
直接病由鼻受，疫传三焦气息臭。
合并病有专条，瘟疫杂病篇中标。

二阳合病三阳合病

二三阳同时病，名为合病共四证。
太阳与阳明合，喘而胸满表证多。
麻黄汤发其汗，不可下恐邪内陷。

自下利肠邪滞，葛根汤解表里郁。
不下利但作呕，葛根加夏降逆瘳。

（以上太阳阳明合病）

太阳与少阳合，下利黄芩汤与喝。
若兼呕加夏姜，里热清解表亦康。

（以上太阳少阳合病）

阳明与少阳和，宿食下利脉滑数。
里热实当攻下，大承气汤服勿哗。

（以上阳明少阳合病）

三阳合脉浮大，腹满身重难转侧。
口不仁谵遗尿，自汗白虎汤可疗。
误发汗谵语甚，误下额汗厥逆因。

（以上三阳合病）

二阳并病

病转属为并病，二阳并病共三种。
太阳病传阳明，失治误治有二因。
伤寒病传阳明，三日脉大是其征。
汗出多微恶寒，服桂枝汤微汗痊。
若脉浮无汗喘，宜麻黄汤发其汗。
不恶寒口干渴，转属阳明小便数。
宜与服五苓散，多饮暖水滋胃干。
汗不解蒸蒸热，调胃承气汤宜啜。
热不潮腹大满，小承气汤和胃安。
表证罢发潮热，手足濈然汗出彻。
腹满喘而谵语，大便硬宜大承气。
表未罢或呕多，不可逆用攻下药。

误治转由发汗，或吐或下利小便。
亡津液胃干燥，转属阳明脾约病。
头痛热小便清，发汗须藉桂枝功。
误吐后腹胀满，调胃承气汤服安。
吐下汗小便数，大便硬与小承和。
脾约证大便坚，小便数宜麻仁丸。

（以上太阳与阳明并病）

太阳与少阳并，五六日间风寒同。
不饮食心烦呕，往来寒热胁满苦。
胸满烦或口渴，身有微热咳嗽作。
腹中痛胁下痞，小便不利心下悸。
见一证不必俱，小柴胡汤即可与。
八九日如疟状，脉微恶寒身必痒。
阴阳虚当小汗，宜服桂麻汤各半。
形似疟日再发，桂二麻一汤合佳。
肢节痛心下结，柴胡桂枝汤最协。
头汗出心中烦，柴胡干姜汤可安。
十余日热结里，往来寒热大柴宜。
头项强或眩冒，心下结硬如结胸。
刺大椎肺肝俞，不可汗下成错误。

（以上太阳与少阳并病）

少阳与阳明病，发汗利尿剂误用。
胃中燥则心烦，亡津液故大便难。
发汗多致亡阳，谵语宜服柴桂汤。
发潮热大便溏，胸胁满与小柴康。
不大便而逆呕，舌上白苔亦可服。
胸满呕晡潮热，小柴加硝汤宜啜。
若烦热如疟状，脉实宜服大柴汤。

太 阴

太阴病腹满痛，吐食自利无渴证。
脏有寒阳虚甚，宜服四逆理中温。
受病因有三端，中风伤寒误下陷。
因中风肢烦疼，脉浮桂枝汤驱风。
因伤寒身发黄，手足自温郁热成。
腹微满茵陈商，瘀热麻轺赤豆汤。
小便利不发黄，暴烦下利腐秽行。
太阳病误攻下，腹满时痛属太阴。
桂枝汤加芍良，大实痛再加大黄。
设脉弱胃气弱，不宜使用大黄芍。

少 阴

少阴病脉微细，阳虚神倦但欲寐。
上焦热自利渴，下焦虚寒溺白浊。
始得病反发热，脉沉麻辛附汤越。
二三日无里证，麻甘附汤微汗通。
口中和背恶寒，服附子汤灸关元。
身体痛手足寒，脉沉附子汤可痊。
上焦热见咽痛，甘草不差与桔梗。
咽中痛半夏散，不能散服煎汤咽。
咽生疮不能语，苦酒汤治声不出。
咽痛烦兼下利，胸满猪肤汤医治。
心中烦不得卧，黄连阿胶汤清火。

下焦寒自下利，腹痛小便或不利。
或咳呕小便利，真武汤方皆可治。
吐且利手足冷，烦躁欲死宜吴萸。
便脓血腹痛将，小便不利桃花汤。
自下利脉甚微，宜白通汤急温里。
利不止厥无脉，干呕烦加猪胆汁。
利清谷手足厥，里寒外热脉欲绝。
面色赤或咽痛，腹痛干呕不恶寒。
或利止脉不出，通脉四逆汤可服。
少阴病急下三，首为口燥喉咽干。
利清水色纯青，口干燥兼心下痛。
腹胀满不大便，大承气汤急救阴。
少阴病死证六，吐利躁烦四逆休。
或恶寒身踡利，手足逆冷亦不治。
下利止而头眩，时时自冒死亦然。
又四逆恶寒踡，脉绝不烦而躁死。
六七日息高死，脉微细沉汗出吐。
兼自利复烦躁，不得卧寐死证兆。

厥　阴

厥阴病消渴揭，气上撞心心疼热。
饥不食食吐蛔，阴阳不顺厥逆随。
厥逆证分寒热，神经作用皆由血。
伤寒厥必发热，热伤神经则为厥。
厥日深热亦深，厥微厥热是病因。
热日多厥日少，厥少热多病愈兆。
热过多喉为痹，或为下利便脓血。

厥日多病为进，寒多热少阳气退。
四逆厥不可下，此为亡血下之死。
热厥证不可汗，误发汗必口伤烂。
手足厥脉乍紧，邪结胸中瓜蒂吐。
脉滑厥里有热，白虎汤可治热厥。
四逆证热厥浅，咳悸腹痛四逆散。
蛔厥病吐蛔验，时烦而呕乌梅丸。
伤寒厥心下悸，服苓甘汤免作利。
手足厥寒脉细，当归四逆汤可与。
大汗出大下利，厥逆恶寒主四逆。
脉弱呕小便利，微热见厥亦可与。
利清谷汗出厥，通脉四逆汤最切。
厥阴病死证六，厥利能食除中忧。
脏厥病发热利，厥逆燥不得卧死。
或发热下利甚，厥逆不止亦死证。
或厥逆发热利，汗出不止亡阳毙。
利逆冷而无脉，灸之不还微喘危。
下利后手足厥，脉绝不还亦死绝。

结　论

六经病原无多，为医治误乃繁数。
或误吐误发汗，误攻下误利小便。
误火灸误烧针，熨背水灌冷水潠。
误治后成坏病，各条杂列六篇中。
分类辨详而精，可为司命赞天工。

第二章 《伤寒六经提纲歌》研读

第一节 通 论

歌曰 geyue

外感病统伤寒，六经辨证医圣传。

研读 yandu

本句用“伤寒”统称外感病，医圣创立了三阳三阴辨证论治体系，为后世垂方法立津梁。

外感病指因感受来自体外的六淫、疫疠之气等导致的疾病。古人用“伤寒”这个名词统括外感病。如《难经》曰：“伤寒有五，有中风，有伤寒，有湿温，有热病，有温病。”又如《黄帝内经·素问·热论》曰：“夫热病者，皆伤寒之类也。”“凡病伤寒而成温者，先夏至日为病温，后夏至日为病暑。”

张仲景本于《难经》《内经》以“伤寒”之名统括外感病。故《吴医汇讲》有“寒者，天地之一气，伤寒者举一以名书，犹鲁史错举四时而名春秋也”之论。黄竹斋则说：“夫天气始于冬至而一阳初动，寒于是乎始来，故小寒、大寒居春之首。举此以名论，而一岁四时六气百病，无不赅括其中矣。”

“六经”是后世对仲景的三阳三阴病证名称的概括。三阳三阴分别为太阳、阳明、少阳、太阴、少阴、厥阴。仲景的“三阳三阴”

名称、次序虽与《素问》热论相同，而义旨却有很大差异。《内经》中以手足、表里、经络、筋肉等属配合脏腑，形成三阳三阴手足十二经，统之于督任，盖专为针灸治疗取穴而设，与仲景书中以汤液治病所言的三阳三阴其义相殊，不可等同。仲景将病位分为“表、半表半里、里”三个层次，每个层次再以虚实、寒热辨阴阳。黄竹斋认为：“仲景本论三阳三阴之定义，是将人身部位、质体分为六纲，而以太阳、阳明、少阳、太阴、少阴、厥阴等术语识之。”

“辨证”是在认识疾病的过程中确立证候的思维和实践过程，即将四诊（望、闻、问、切）所收集的有关疾病的所有资料，包括症状和体征，运用中医学理论进行分析、综合，辨清疾病的原因、性质、部位及发展趋向，然后概括、判断为某种性质证候的过程。

“医圣”：张机，字仲景，河南南阳人，汉灵帝时举孝廉，官至长沙太守，汉代医学家。他勤求古训，博采众方，沿袭伊尹、扁鹊等上古圣人相传之方，通过对当时流行的伤寒平脉辨证，形成诊疗伤寒的知识系统，编著为《伤寒杂病论》条文，故被后人尊为“医中之圣”。

“六经辨证医圣传”是说张仲景勤求古贤训典，对广集博采而得的众多药方、撰用《素问》等医学典籍，结合自己平脉诊疗的实践经验，运用阴、阳归纳病性，以表、里、半表半里区分病位，形成“三阳三阴”辨证论治体系，开创了中医辨证论治的先河。陈修园曰：“仲景书本于《内经》，法于伊尹，汉《艺文志》及皇甫谧之言可据。盖《内经》详于针灸，汤液治病始于伊尹，扁鹊、仓公因之。至仲景专以方药为治，而集群贤之大成。医门之仲景，即儒门之孔子也。”

歌曰 geyue

皮肤表为太阳，筋骨毛窍经络纲。

六淫邪中伤病，风寒湿热燥温共。

研读 yandu

本句概括了“太阳”在人体的位置和对应的组织和器官，以及太阳病主要的致病外因和方式。

太阳，为表达人体的皮肤、毛窍、经络、筋骨等浅表部位的专有纲领性名词。黄竹斋曰：“太阳者，身体表部躯壳之术语也；以其部位居身之表，面积最大，全部皆受日光，故曰太阳；三阴之表，皮毛、经络、筋骨皆属于太阳。”

“太阳”之位是人体与外界直接接触的位置，故是外感病的首发病位。《素问·皮部论》曰：“是故百病之始生也，必先于皮毛。邪中之则腠理开，开则入客于络脉，留而不去，传入于经，留而不去，传入于腑，廪于肠胃。”因其居阳位，属阳性故易为阴性的寒邪所伤，伤寒邪后渐次内传。《温病条辨》曰：“伤寒由毛窍而溪（溪，肉之分理之小者），由溪而谷（肉之分理之大者），由谷而孙络（孙络，络之致细者），由孙络而大络，由大络而经，此经即太阳经也。”

中（zhòng）：有受到，遭到，正对上之意，病位较集中。伤：触冒，有因故得病之意，病位较广泛。病：生理上或心理上发生的不正常的状态。《说文》：“病，疾加也。”“疾”字从疒从矢，表达了因“人体中箭”而失去生理上、结构上的正常状态。

风、寒、湿、热、燥、温是天之常气，称之为“六气”。太过或浸淫引起人体疾病的六气则是“六淫”。人触冒六淫，犯皮肤口鼻，自经络流入，内合于脏腑，故常为致病的外因。

歌曰 geyue

肠胃里属阳明，上起口咽下肛门。
或食滞或饮结，六腑不和郁成邪。

研读 yandu

本句概括了“阳明”在人体的位置和对应的组织和器官，以及阳明病主要的致病外因和方式。

黄竹斋曰：“阳明者，躯壳之内，水谷道路，始于口而终于二阴，六腑部位之术语也。”水谷道路虽在身内暗处，其上之口咽、下之肛门却直接与外界相通可见阳光，且常处于闭合状态，故以“阳明”表达。《素问·至真要大论》：“阳明何谓也？岐伯曰：‘两阳合明也。’”《素问·阴阳离合论》：“阳明为阖。”水谷道路有七冲门：唇为飞门，齿为户门，会厌为吸门，胃为贲门，太仓下口为幽门，大肠小肠会为阑门，下极为魄门。七门以闭为常，故曰阖。

因阳明部位与食物直接接触，凡饮食之邪从口入而肠胃受病，皆可求之阳明。推而广之，水谷道路涉及六腑，凡食饮不节，起居不时，六腑失和者，皆为阳明病。如《灵枢·本脏》：“六腑者，所以化水谷而行津液者也。”《素问·六节脏象论》：“胃、大肠、小肠、三焦、膀胱名曰器，能化糟粕，转味而入出者也。”《素问·阴阳应象大论》：“水谷之寒热，感则害于六腑。”

阳明致病之因有三：一曰邪中腠理，留而不去传入于腑，廪于肠胃，为太阳阳明；二曰槃饪之邪从口而入致宿食于肠胃，为正阳阳明；三曰食饮不节，起居不时，内伤五脏，内邪闭塞六腑，为少阳阳明。无论何种原因，终致胃家郁实，故仲景以胃家实为阳明病之提纲，以攻下为治之正法。

歌曰 geyue

脏腑外躯壳内，半表半里少阳位。
间接病由二阳，直接鼻吸三焦藏。

研读 yandu

本句概括了“少阳”在人体的位置和对应的组织和器官，以及少阳病主要的致病外因和方式。

黄竹斋曰：“少阳者，躯壳之内，肠胃之外，五脏膜原，三焦部位之术语。”半表半里，其半表则由腠理外通于太阳，其半里则由膜原内通于阳明。少阳涉及肠胃道之外与皮肤之内的人体空间，填充着各种系膜，是组织液传输的道路。《灵枢·本输》称其为“中渎之腑，水道出焉。”少阳居半表半里中渎水道之要位，是脏腑经脉阳气、营卫气血内外贯通上下交流的枢纽，故《素问·阴阳离合论》与《灵枢·根结篇》均曰：“少阳为枢。”张景岳曰：“少阳为枢，谓阳气在表里之间，可出可入，如枢机也。”故曰“脏腑外躯壳内，半表半里少阳位”。

少阳居表里之间，外不及于皮肤，内不及于肠胃，故病邪常常通过太阳、阳明间接侵入；另有温病冬伤寒气，由腠理传入伏于三焦膜原，至春时外发，是为伏气温病，概括为“间接病由二阳”。另有导致四时瘟疫的戾气，由鼻吸入于肺膜传于三焦膜原，外郁腠理而高热，内害五脏则损寿，为邪直中少阳，曰“直接鼻吸三焦藏”。

歌曰 geyue

肌肉脂属太阴，湿润失常是病因。

研读 yandu

本句揭示“太阴”的状态由人体受荣养的肌、肉、脂等组织和器官表现，概括了太阴病主要的致病原因。

黄竹斋曰：“太阴者，荣养系统之术语。”其气则荣卫、津液，其质则肌肉、脂膏，皆其所属也。

人体生存的物质基础源于饮食中的营养和空气中的氧气，人体生长壮老、意识运动的能量来自机体细胞以营养和氧气为原料的有氧呼吸。古人通过对人体的宏观观察，认为清气（氧气）入鼻，由手太阴肺而传于周体；水谷（营养）入口至胃，由足太阴脾行其精气津液至全身，相互结合形成宗气。人生的第一声啼哭标志着生命个体有了自主而持续的有氧呼吸，宗气始生。呼吸停止则个体生命会因宗气不继而死亡。故人体有三本：父精母血为先天之本，水谷脾胃为后天之本，宗气运化为生存之本。如《素问·经脉别论》："饮入于胃，游溢精气，上输于脾；脾气散精，上归于肺；通调水道，下输膀胱；水精四布，五经并行。食气入胃，散精于肝，淫气于筋。食气入胃，浊气归心，淫精于脉；脉气流经，经气归于肺；肺朝百脉，输精于皮毛。毛脉合精，行气于腑；腑精神明，留于四脏，气归于权衡。"《灵枢·邪客》："五谷入于胃也，其糟粕、津液、宗气分为三隧。故宗气积于胸中，出于喉咙，以贯心脉，而行呼吸焉。"

人的肌、肉、脂由源于水谷、清气的充养，反映着手太阴肺、足太阴脾的功能状态。《灵枢·五癃津液别论》："水谷皆入于口，其味有五，各注其海，津液各走其道。故三焦出气，以温肌肉，充皮肤，为其津；其流而不行者，为液。五谷之津液和合而为膏者，内渗入于骨空，补益脑髓，而下流于阴股。"肌、肉、脂的荣羸、活僵反映了太阴的状态，概括为"肌肉脂属太阴"。

湿与太阴密切相关。足太阴脾主运化，五气主湿，故外因潮湿的气候或环境，内因食伤或劳倦均可伤脾而生湿，故《素问·阴阳应象大论》有"湿盛则濡泻"；而手太阴肺为水之上源，津液疏布失常则湿郁于里，热化为痰，寒凝为饮，《素问·生气通天论》有"秋伤于湿，上逆而咳"等病状。黄竹斋曰："凡内伤外感失治，而致荣养系统元气之湿不平者，皆为太阴病。随其脏腑阴阳之偏，而有虚实寒热之分。"概括为"湿润失常是病因"。

歌曰 geyue

经络血皆少阴，虚实过度乃生疢。

研读 yandu

本句揭示“少阴”的组织和器官，概括了少阴病主要的特征。

疢（chèn）：烦热。《说文》：“疢，热病也”。本处指加重的疾病。

黄竹斋曰：“少阴者，血脉循环系统之术语，五脏皆其机官，经络毛脉皆其所属也。”血在脉内周流不息，《灵枢·痈疽》：“因息乃行，行有经纪，周有道理，与天合同，不得休止。”黄竹斋结合当时西方生理学创造性提出：“肝脾二脏为生血器，心脏为发动器，是循环系统之中枢；肺脏为气息推陈致新滤清器；肾脏为泌溺及化精器。”“以五脏之官能，分为四部。曰呼吸空气滤清血液器，鼻窍，咽喉，肺脏，膈膜，是也。曰荣气化血运行器，脾脏，肝脏，心脏，经络是也。曰血液化精器，肾脏是也。曰泌尿器，肾脏膀胱是也。”“魂魄神意志，是五脏神经之官能。经络为血液运输之道路。毛脉孙络为血液散布之竟委。”故围绕血液生成的人体五脏和运行血液的经络均属少阴。“经络血皆少阴”强调生理上人身气血调和、水火既济全赖血液充沛和血脉循环，病理上则阐释了伤寒或杂病凡致血液生化或运行失常者皆可涉及手少阴心和足少阴肾。故黄竹斋曰：“凡内伤外感失治，而致血脉循环系统不和者，皆为少阴病。”

仲景以脉微细但欲寐为少阴病提纲。《灵枢·荣卫生会》：“血者，神气也。”盖人之精神，全赖血液以滋养，若血衰则神昏，故但欲寐也。虚虚实实的过度治疗均可导致少阴病。如仲景少阴病篇：“病人脉阴阳俱紧反汗出者，亡阳也，此属少阴，法当咽痛而复吐利。”脉阴阳俱紧本为太阳伤寒之脉，法当无汗，而反汗出者，属表虚亡阳，而医者反发汗，汗为血之液，汗出血中阳气亡失，寒邪过经络血脉直伤五脏，五脏水火不交则成少阴病，阳亡于外，浮火上炎而咽痛，及欲吐不吐；阴盛于里，则水下趋而下利。故曰：“虚实过渡乃生疢。”

歌曰 geyue

神经髓为厥阴，知觉运动主于神。
神资血犹鱼水，血寒血热厥由分。

研读 yandu

本句揭示“厥阴”的组织和器官，概括了厥阴病主要的特征。

黄竹斋曰：“厥阴者，精神系统之术语，脑髓为其中枢，志意是其妙用，而主宰全体知觉运动之机官也。”“凡外感内伤之病失治，而致精神志意不仁者，皆为厥阴病。”故曰：“神经髓为厥阴，知觉运动主于神。”他结合当时的西方生理学提出：“精神，即生理学所谓神经系统，志谓神经末端，意谓神经中枢。其在太阳之部者，有骨以为之干，而知觉锐敏，能随意运动。在阳明及少阳之部者，除九窍外，皆知觉迟钝，不能随意运动，名曰自和神经。然在太阳及阳明部位者，有感斯应。在少阳部位者，则常动不休也。”

精神与气血的关系如鱼与水的关系，鱼得水而生，水有鱼则活，精神与气血相互资生。如《灵枢·本藏》曰：“人之血气精神者，所以奉生而周于性命者也；经脉者，所以行血气而营阴阳、濡筋骨，利关节者也；卫气者，所以温分肉，充皮肤，肥腠理，司开阖者也；志意者，所以御精神，收魂魄，适寒温，和喜怒者也。是故血和则经脉流行，营复阴阳，筋骨劲强，关节清利矣；卫气和则分肉解利，皮肤调柔，腠理致密矣；志意和则精神专直，魂魄不散，悔怒不起，五脏不受邪矣；寒温和则六腑化谷，风痹不作，经脉通利，肢节得安矣，此人之常平也。”

“厥”古意较多，有指手足逆冷症状者，如《素问·六节藏象论》：

“凝于足者为厥。”有指突然昏倒症状者，如《素问·生气通天论》：“阳气者，大怒则形气绝，而血菀于上，使人薄厥。”还有指气机逆乱病机者，如《素问·通评虚实论》：“暴厥而聋、偏塞、闭不通，内气暴迫也。”等。张仲景曰：“伤寒一二日至四五日，厥者必发热，前热者后必厥，厥深者热亦深，厥微者热亦微。”此处的厥，由阴阳气不相承接，致四肢厥逆与发热交错出现的厥热胜复证。“厥”字由“厂”与“欮”组成，“厂”指“石崖”，“欮”表示“呼出气头”，“厂”“欮”联合起来表示“采石于崖”，《说文》：“厥，发石也。”有因衰而将尽之意。《素问·厥论》：“阳气衰于下，则为寒厥；阴气衰于下，则为热厥。”故曰：“血寒血热厥由分。”

黄竹斋曰：“厥阴实即是少阳病，少阳虚即是厥阴病。以其为日已久，邪已深，居二阴之尽，与血脉互相附丽，故多见阴阳错杂，寒热混淆之证。厥阴厥热之胜复，犹少阳寒热之往来，厥少热多，其病当愈；厥多热少，其病为进。”“盖热发于少阴之血脉，厥由于厥阴之神髓，神经与血脉相附丽，故厥者必发热。前热者后必厥，厥深者热亦深，厥微者热亦微也。其先热后厥者，血脉先病，而及神经也。其先厥后热者，神经先病而及血脉也。其热多厥少，厥多热少者，以二阴有偏胜也。厥热相应，病势均也。”“生理学谓神经与血脉有密切之关系。故壅塞头部之血管，则大脑之机能立即歇止，以至不省人事。腹大动脉受压，则下肢麻痹，即失知觉运动之机能。又人每因愤怒致呼吸闭窒，手足厥冷者，乃脑体积血致循环偶停也。”

歌曰 geyue

太阳里是少阴，血脉系表布全身。

研读 yandu

本句概括了太阳与少阴的关系及主要功能。

内经以手足太阳与少阴的经络为表里，《素问·血气形志》：“足太阳与少阴为表里，少阳与厥阴为表里，阳明与太阴为表里，是为足阴阳也。手太阳与少阴为表里，少阳与心主为表里，阳明与太阴为表里，是为手之阴阳也。”张仲景扩大其意，用“太阳”“少阴”分别标识病位及病性。由于太阳所主的皮毛、经络、筋骨通过经络、毛脉、孙络构成的循环系统与五脏血脉内外联系。故曰：“太阳里是少阴，血脉系表布全身。”

黄竹斋曰：“少阴所主经络、毛脉、孙络满布于皮肤之里，故与太阳为表里。且皮毛汗孔与少阴血液循环系统所属呼吸器之肺脏，及泌溺器之肾脏、膀胱同其官能。其呼碳吸氧，吐故纳新同肺脏，排泄水分败质同肾脏、膀胱。而三者之官能互相赞助，故热时汗多则溺少，寒时汗少则溺多，皮毛闭塞而无汗则吸呼频数而喘喝。故仲景列喘咳及小便不利之证治于太阳篇也。太阳证虚，当温其里之少阴；少阴证实，当攻其表之太阳。”

黄竹斋进一步提出太阳为三阴之表，曰：“三阴之表，皮毛、经络、筋骨皆属于太阳。”“是以三阴表证之治法亦见于太阳篇也。盖人身表里阴阳相维，气血联贯。一部分失和，余体未有不受直接或间接之传属者。盖三阴之质体系统，如绳之纠，互相附丽。故其证治，多相似也。病情百变，苟不审其标本而施治，鲜有不释邪攻正，反乱大经者。其间浅深轻重生死之辨，所宜详审也。”

歌曰 geyue

阳明里是太阴，津液分泌胃肠润。

研读 yandu

本句概括了阳明与太阴的关系及主要功能。

阳明者，躯壳之内，水谷道路，始于口而终于二阴，六腑部位之术语也。太阴者，荣养系统之术语。其气则荣卫、津液，其质则肌肉、脂膏，皆其所属也。阳明与太阴为表里，以太阴所主之脂肪，充积于肠胃之里也。胃属阳，脾属阴；胃为腑，脾为脏；胃司纳，脾司输；胃恶燥，脾恶湿；胃喜降，脾喜升；胃宜通，脾宜补。谷道通畅、水谷赢虚，则阳明顺，脾肺气化、津液荣润，则太阴和、宗气充足。故曰："阳明里是太阴，津液分泌胃肠润。"

歌曰 geyue

少阳里是厥阴，五脏外通九窍神。

研读 yandu

本句概括了少阳与厥阴的关系及主要功能。

少阳与厥阴为表里。少阳由腠理外通于太阳，由膜原内通于阳明，五脏之气，外合于六腑，上通于七窍，下通于二阴。厥阴类似于脑髓，为中枢的精神系统，志意是其妙用，是主宰全体知觉运动之机官。《灵枢·脉度》："五藏常内阅于上七窍也。故肺气通于鼻，肺和则鼻能知臭香矣；心气通于舌，心和则舌能知五味矣；肝气通于目，肝和则目能辨五色矣；脾气通于口，脾和则口能知五谷矣；肾气通于耳，肾和则耳能闻五音矣。五脏不和，则七窍不通；六腑不合，则留为痈。"故曰："少阳里是厥阴，五脏外通九窍神。"

歌曰 geyue

三阳病皆发热，无热恶寒求三阴。

研读 yandu

本句概括了白云阁藏本《伤寒杂病论》(以下简称《伤寒杂病论》)条文“病有发热恶寒者,发于阳也;无热恶寒者,发于阴也。发于阳者,七日愈,发于阴者,六日愈。以阳数七、阴数六故也”。

本条文为《伤寒杂病论》全篇的大纲,概述了张仲景识病的基本方法——治病求本,本于阴阳。此条阴阳既含寒热虚实病性之意,又是表里病位之标志。

条文大意:伤寒病初起,有因正气表里俱实,在表初邪与正气交争,一般从热而化,症见发热恶寒者,病位在表,病性属阳,故曰发于阳也;还有正气表里俱虚,正气无力在表与初邪抗争,病邪多从寒而化,症见无热恶寒者,病位在表,病性属阴,故曰发于阴也。发于阳者,因正邪交争剧烈,免疫反应较大,人体损伤较重,故七日愈,发于阴者,因正邪共处,机体因免疫损伤较少,故六日愈。古人有从阴阳术数角度解释何以阳数七、阴数六。因水火者,阴阳之征兆,七日合火之成数,六日合水之成数的缘故也。本条“发于阳”“发于阴”的发字用以表示病之发端、开始,太阳为三阳之始,发于阳,就是发于太阳;少阴为三阴之始,发于阴,就是发于少阴。

为何同种外邪初感不同人体,有的有发热恶寒,有的无热恶寒?因为人的体质素有寒热虚实之异,邪入人体后每从其体质的寒热虚实而变化。治病必先识病,仲景遵《内经》治病必求于本,本于阴阳的思想,创造性地将表、里、半表半里的病位概念引入,创立了三阳三阴辨证体系。其临证思维以伤寒病为例,首要了解表里之病位,其次辨寒热虚实之阴阳属性病性,进而预判进退之病势。

黄竹斋曰:“病有发热恶寒者,表之太阳邪气盛而实,发于阳也。无热恶寒者,里之少阴精气夺而虚,发于阴也。人身经气六日循行一周,七日来复。发于阳须解表,故七日愈。发于阴只温里,故六日愈。”“水为阴,火为阳,热生火,寒生水。水火者,阴阳之征兆也。阳数七,阴数六,七者火之成数,六者水之成数,故日光七色,雪花六出，此阴阳自然之象数，可以物理证明者也。”

发热是外感疾病最主要的始发症状之一，是人体免疫反应的主要表现，能发热表明免疫反应较强烈，不发热表明免疫反应不强烈。免疫反应的强烈与否与病原毒力、宿主体质、感染病程等均有关，如新冠病毒感染就有无症状感染、轻型、普通型、危重型之不同。故临证时既要抓住主症，如以“发热”辨阴阳，又不能单凭“发热”一个症状完成辨证，一定要四诊合参。沈金鳌曰：“三阳病俱有，不发热者，便是发于阴；三阴病俱有，反发热者，便是发于阳。”故曰：“三阳病皆发热，无热恶寒求三阴。”

歌曰 geyue

三阳病多阴虚，三阴阳虚多可知。

研读 yandu

本句概括了三阳三阴病损特征。

三阴病病性属寒、属虚，本有素体阳虚，邪寒直入伤阳，误攻阳随津亡，滥补或遏阳于内，或发浮阳于上。

《素问·评热病论》：“邪之所凑，其气必虚，阴虚者，阳必凑之。”成无已曰：“表为阳，里为阴。阴虚者，阳必凑之，阳盛之邪，乘其里虚而入于腑者，为阳盛阴虚也。”三阳病病性属热、属实，邪热可耗伤阴液，攻实常误伤阴津。

《素问·阴阳应象大论》：“阴胜则阳病，阳胜则阴病。阳胜则热，阴胜则寒，重寒则热，重热则寒。寒伤形，热伤气。”

歌曰 geyue

一切病六经钤，特于伤寒发其凡。

研读 yandu

本句概括了用于辨治伤寒病的三阳三阴之法可作为一切疾病的辨治纲领。

钤（qián）：锁。引申为关键、要领。凡：有常见、所有、大概、要略等意。

本句与第一句“外感病统伤寒，六经辨证医圣传。”相互呼应，强调三阳三阴辨证体系的重要性、适用性、科学性、规范性。

仲景以阴阳辨病性，以表、里、半表半里定病位，概括病机，建立了三阳三阴诊疗思维体系，开创了中医辨证论治的先河。纵观中医学的发展历史，三皇五帝时代的先民们尝试百草，逐步积累的诊疗经验为中医产生奠定了基础；至周代，先贤们以“阴阳”对这些诊疗经验，进行了“一分为二”的辨析和“合二为一”的整合，建立了中医辨证论治与整体观念的框架；至东汉，仲景“勤求古训、博采众方”以表里三分标识主证之病位，以阴阳详辨虚实寒热之病性，分析病证，归类药物，建立“病位—病性—方证—病势”为轴的临证思维体系，以对伤寒病“平脉辨治”的实战开创中医辨证从理论步入临证的先河，为后世辨证论治创立了典范；后辈医家发展辨证论治，逐步形成脏腑、经络、气血津液、卫气营血、三焦等理法方药完备的辨证论治体系，成为今天的中医药学。仲景建立在阴阳学说之上，以表里阴阳为思维工具，通过“格物”辨析，达到“致知”境界，建立了三阳三阴辨证论治体系是中医科学的、规范的理解人体、诊治疾病的思路和方法。

黄竹斋赞曰：“孙思邈以五脏六腑钤百病，陈无择括之以三因，朱丹溪纲之以气血痰郁，皆未若仲景以六经隐括万病立法之尽美尽善也。”

第二节 太 阳

歌曰 geyue

太阳病其脉浮，头项强痛恶寒符。
此八字是提纲，初病发热尚未彰。

研读 yandu

本句概括了《伤寒杂病论》条文“太阳之为病，脉浮，头项强痛而恶寒。”

本条文为太阳病提纲。

第一条条文大意：太阳的部位居表部躯壳，人体之最外一层为病，主病于外则脉应之而浮，寒邪最易伤阳位，太阳经位于人体阳位，感受阴寒之邪，经气痹阻则头项强痛、经气失于温煦而恶寒。

强（jiàng）：僵硬，感觉失灵敏，运动不柔和。

本句概括的《伤寒杂病论》条文：“太阳之为病，脉浮，头项强痛而恶寒。”示人凡见“脉浮，头项强痛、恶寒”皆可确定其病位为表，病性属阳，为太阳病。程郊倩曰：“凡云太阳病，便知为皮肤受邪，病在腠理荣卫之间，而未涉乎府藏也。太阳中之见证，莫确于头痛，恶寒，故首揭之。使后人一遇卒病，不问何气之交，而但兼此脉此证，便可作太阳病处治；亦必兼此脉此证，方可作太阳病处治；虽病已多日，不问其过经已未，而尚见此脉此证，仍可作太阳病处治。”太阳病初，病程短，病位在人体最外层，邪尚未入里，邪正交争未起，故发热未彰。故曰：“初病发热尚未彰。”

方中行曰：“太阳者，六经之首，主皮肤而统荣卫，所以为受病之始也。”

歌曰 geyue

自汗出脉浮缓，太阳中风虚邪先。

研读 yandu

本句概括了《伤寒杂病论》条文："太阳病，发热，汗出，恶风，脉缓者，名为中风。"

本条文揭示触冒风邪引发的太阳病脉证。

条文大意：得"脉浮，头项强痛而恶寒"为主症的太阳病同时，即见发热，汗出，恶风，脉缓病状的患者，其病命名为中风。

风为阳邪，其性迅速，故初病即见发热；汗出指自汗出，为风邪侵犯腠理，卫阳失御，玄府开而不固；恶风，因风邪郁卫，卫失温煦，遇风身冷加重而恶见于风；脉缓实为浮缓，浮是太阳病脉示病位为表，缓相对于伤寒的紧脉而言，因风性散漫，故脉象相对柔缓。风性属阳，卫亦属阳，风中人从卫而入，从其阴阳类属也。该病病位为表，病性属阳，为太阳病，病因为风，风性善行，越过肤表，直中肌腠，故曰太阳中风。

黄竹斋云："太阳，外感病，于脉浮、头项强痛共同脉证外，而发热一证，亦为外感必有之候。盖风邪今所谓病原菌者，菀于肌腠孙络，致废败炭气不能发散，故皮肤温度高于平常，由是发热，所谓卫气强也。若发热而汗即自出者，此经中真气素虚，内热熏蒸，荣气弱不能与卫气和谐，卫阳失御，致玄府不关，津液妄泄，泄则腠理疏，阳益虚，故出室而便恶风也。诊其脉浮而缓者，此荣弱卫强之候，其病由阳气虚，外感风邪而得，故名为中风。"论云："风气虽能生万物，亦能害万物。盖生万物者，空气温度适时之和风；害万物者，空气温度反常之邪风也。"

歌曰 geyue

桂枝汤啜粥汗，荣卫谐和风自蠲。

研读 yandu

本句概括了《伤寒杂病论》桂枝汤服法和功用。

啜(chuò)：一小口一小口地饮。《说文》：啜，尝也。蠲(juān)：除去、驱出、去掉。

桂枝汤方

桂枝三两(去皮)　芍药三两　甘草二两(炙)　生姜三两(切)　大枣十二枚(擘)

上五味，㕮咀，以水七升，微火煮取三升，去滓。适寒温服一升，服已须臾，啜热稀粥一升余，以助药力。温覆令一时许，遍身漐漐微似有汗者益佳，不可令如水流漓，病必不除。若一服汗出，病瘥，停后服，不必尽剂。若不汗，更服依前法。又不汗，后服小促其间，半日许，令三服尽。若病重者，一日一夜服，周时观之。服一剂尽，病证犹在者，更作服。若汗不出，乃服至二三剂。禁生冷、黏滑、肉面、五辛、酒酪、臭恶等物。

上文大意：桂枝汤方　桂枝三两（1汉代两≈15克）（去皮）芍药三两　甘草二两（炙）　生姜三两（切）　大枣十二枚（擘）

上五味，㕮咀（成麻豆大小碎块），以水七升（1汉代升≈200毫升），微火煮取三升，去滓。（调）适寒温（适口）服一升，服已须臾，(一小口一小口地)啜(饮)热稀粥一升余，以助药力。(用被子）温（暖地）覆（盖）令一时（1个时辰≈2小时）许，遍身漐漐微似有汗者益佳，不可令（汗出）如水流漓，病必不除。若一服汗出、病瘥，停后服，不必尽(服三)剂。若(服汤后)不(出)汗，更(进一步)服(第二升仍)依前法(用)。又(一次服后还)不(出)汗，后服（第三升要缩）小促其间（期），半日许（约6小时内），令三服尽。若病重者，（恐重剂伤正）一日一夜服（完三升），周时（24 小时间）观（察）之。服一剂尽，病证犹在者，更作服。若汗不出，乃服至二三剂。禁生冷、滑、肉面、五辛、酒酪、臭恶等物。

桂枝汤君桂枝，味辛气香而性温，能引诸药达肌腠、祛风解寒、调和营卫；臣芍药，味苦性平，生血活络止痛，君臣相须而通经宣阳；使甘草，调和诸药，交通荣卫；佐生姜之辛，温胃散寒以止呕，大枣之甘，健脾补虚以生津。全方祛风散寒、调和荣卫、解肌补虚。

仲景对桂枝汤煎服方法和用药忌宜论述详实，为中药制剂和治疗质量标准化的始祖。如在桂枝汤后附有饮片粉碎、溶剂及溶剂量、火候等制剂规范；还有服药温度、单次服用量、药疗与食疗的顺序、治疗效果的判定、基于效果判定的后续治疗措施、禁忌等诊疗规范。

该方为《伤寒杂病论》首方，不但通过解肌发汗、调和荣卫，为后世树立了祛邪扶正、平衡阴阳的立法组方原则；更通过讲究的煎服方法和用药忌宜树立了中药制剂和治疗质量标杆，故被柯韵伯赞为“仲景群方之魁”，李东垣鼓励“后学当触类而长之”。

歌曰 geyue

服汤后烦不解，风池风府刺再啜。

研读 yandu

本句概括了《伤寒杂病论》条文“太阳病，初服桂枝汤，反烦不解者，先刺风府、风池，却与桂枝汤”。

本条言风邪凝结于太阳经之要路的治法。

条文大意：太阳病中风患者，初次服桂枝汤后，因外感之风邪重，风邪凝结于太阳经要路，不但恶寒、发热、头痛等症无变化，反生烦躁，病症不缓解者，先针刺风府、风池穴以疏通祛邪外出的经络，却回再与桂枝汤。

以脉证辨用桂枝汤，反因邪气凝结于经络要路而反烦不解。仲景施以针刺要穴，疏通经气，再与桂枝汤的针药并用之法，是三阳三阴辨证与经络辨证的有机结合。

歌曰 geyue

喘家作加杏朴，背强几几可加葛。

研读 yandu

（1）本句前一句概括了《伤寒杂病论》条文“喘家作，桂枝汤加厚朴、杏子佳。”

本条文言喘家中风之证治。

条文大意：素有喘证的病家，每感风邪，胃逆肺阻，其喘势必再作，用桂枝汤解表，加厚朴利气、杏子降逆，以祛风散寒，理气平喘为佳。

黄坤载曰：“平素喘家，胃逆肺阻，作桂枝汤解表，宜加朴、杏降逆而破壅也。”

魏念庭曰：“凡病人素有喘证，每感外邪，势必作喘，谓之喘家，亦如酒客等有一定之治，不同泛常人一例也。”

黄竹斋曰：“此节言喘家中风之治法，与麻黄汤证不同者，以有自汗出也。”

桂枝加厚朴杏仁汤方

桂枝三两　芍药三两　甘草二两（炙）　生姜三两（切）　大枣十二枚（擘）　厚朴二两　杏仁五十枚（去皮尖）

上七味，以水七升，微火煮取三升，去滓，温服一升。覆取微似汗。

方中行曰：“用桂枝解表，加厚朴利气，杏仁有下气之能，所以为定喘当加之要药。”

（2）后一句概括了《伤寒杂病论》条文“太阳病，项背强几几，

及汗出恶风者，桂枝加葛根汤主之。”

本条文言太阳经输病之证治。几几（jiji）：河南南阳方言，副词，强调项背强的状态。

条文大意：太阳病，因风邪入太阳经输，致血凝气滞，津液不通，而见项背强几几，及汗出恶风者，以桂枝加葛根汤为主治之。桂枝汤解肌和营，加葛根同桂枝直入肌络之内、外达于肤表，以宣通经络之气。

张令韶曰：“此病太阳之经输也，太阳之经输在背，经云：邪入于输腰脊乃强。项背强者，邪入于输而经气不舒也。几几者，短羽之鸟欲飞不能之状，乃形容强急之形，欲伸而不能伸，有如几几然也。夫邪之中人始于皮肤，次及于肌络，次及于肌输。邪在于经输，则经输实而皮毛虚，故汗出而恶风也。宜桂枝汤以解肌，加葛根以宣通经络之气。干葛之根入土极深，其藤延蔓似络，故能同桂枝直入肌络之内，而外达于肤表也。”

顾尚之曰：“项背强几几，即痉之头面摇动，但不若口噤背反张之甚耳。桂枝汤以治风，即加葛根以润燥。”《本草》：“葛根起阴气。其益阴可知。盖葛根其体润泽，其味甘平。今时徽人作粉常服，谓之葛粉，可知其为和平之品，非发汗之药也。”

黄竹斋曰：“中于项则下太阳。盖太阳之经输在背，邪入于经输，则血凝气滞，津液不通，而脊椎神经麻痹，筋失柔和，故项背强几几然也。中风则汗出，恶风，桂枝加葛根汤主之；伤寒则无汗，恶风，葛根汤主之。”

桂枝加葛根汤方

葛根四两　芍药二两　桂枝二两（去皮）　甘草二两（炙）　生姜三两（切）　大枣十二枚（擘）

上六味，以水一斗，先煮葛根，减二升，去上沫，内诸药，煮取二升，去滓，温服一升，复取微似汗，不须啜粥，余如桂枝法将息及禁忌。

《总病论》：“桂枝加葛根汤通治柔痉。”

歌曰 geyue

或七日经尽愈，欲作再经针三里。

研读 yandu

本句概括了《伤寒杂病论》条文“太阳病，头痛至七日以上自愈者，以行其经尽故也；若欲作再经者，针足阳明，使经不传则愈。”

本条文言太阳自愈机制及预防传变的措施。

条文大意：如太阳病，头痛等症状至七日以上应阳数自愈者，以太阳病，自行其本经已尽七日之数的缘故；若未愈意欲发作再传它经者，针足阳明足三里等穴以泻其邪，使阳明经不受邪气传入则愈。

黄坤载曰：“七日以上自愈者，即发于阳者七日愈之谓。六日六经俱尽，故至七日自愈。《素问》热论所谓七日太阳病衰，头痛少愈也。阳莫盛于阳明，阳明之经阳郁热盛，则六经俱偏，而郁热未衰，虽不入府而经邪犹旺，不肯外发，势必再传六经。针足阳明之经，泻其郁热，则经不再传，自然愈矣。”

高士宗曰：“以行其经尽，言六气之环绕于外内也，使经不传，言使经无病邪之传也。故传经者言邪，而纪日者论正，于此可见矣。”

歌曰 geyue

表解后不了了，十二日愈勿轻扰。

研读 yandu

本句概括了《伤寒杂病论》条文：“风家表解而不了了者，十二日愈。”

了了：河南南阳方言，病衰、少愈皆谓之了。

本条文言太阳中风病家痊愈的时日。

条文大意：太阳中风的病家，七日邪气从表解病势已衰，然而经脉气血尚未调畅，致精神不爽、身体不适的不了了状态者，再过五日，五脏元气始充，至十二日精神慧爽而愈，不必再进一步治疗。

魏念庭曰："所以不了了之故，不外于风邪属热，能惛人之神识，如天风初息而尘埃未净，非能遽得扩清之象，推之人身，何独不然乎？故不须妄治贻误也。"

歌曰 geyue

桂枝汤为解肌，脉紧无汗不可与。

研读 yandu

本句概括了《伤寒杂病论》条文："桂枝汤本为解肌，若其人脉浮紧，发热汗不出者，不可与也。常须识此，勿令误也。"

本条文言太阳表实证，不可与桂枝汤。

条文大意：桂枝汤本为解肌之剂，为治疗风邪越过肤表、直中肌腠之证，症见肌腠实则发热，肤表虚则自汗，风性散漫则脉缓，如若其人感受寒邪在肤表则脉浮，寒主收引则脉紧，寒邪外闭，荣血内涩不能外通于卫，卫气闭固则恶寒发热，津液不行则汗不出，辨证为风寒束表者，明明为寒邪伤肤表，不是风邪中肌腠，故不可与桂枝汤也。常须识此种方证应对应的道理，勿令误也。

喻嘉言曰："已见寒伤荣之脉证，即不可误用风伤卫之治法；用之则寒邪漫无出路，留连肉腠，贻患无穷，故为首禁。"

歌曰 geyue

酒客病不喜甘，误服桂枝呕逆见。

研读 yandu

本句概括了《伤寒杂病论》条文“若酒客病，亦不可与桂枝汤，得之必呕，以酒客不喜甘故也。”

酒客：嗜好饮酒的人。

本条文言素体湿热者患中风不可用桂枝汤。

条文大意：用桂枝汤以自汗、恶风、脉浮缓为据，但临证不可固执，若酒客患太阳中风病，平素自汗等症状会加重，但因其平素饮酒，湿热蕴于内，虽有太阳中风，亦不可与桂枝汤，如误用桂枝汤，必因温助湿热、甘能壅满而致呕吐，盖以酒客喜苦凉不喜甘温故也。

喻嘉言曰：“酒客平素湿与热得结胸中，才挟外邪，必增逆满，所以辛甘之法，遇此辈即不可用。辛甘不可用，则用辛凉以彻其热，辛苦以消其满，自不得言矣。”

危亦林曰：“酒客不喜甘，平日蓄有湿热也。病虽中风，应与桂枝，以不喜甘而不与，正善桂枝汤之用也。言外当知有葛根芩连，以解肌之法矣。”

歌曰 geyue

烦不解渴欲饮，水逆作呕五苓品。

研读 yandu

本句概括了《伤寒杂病论》条文：“中风发热，六七日不解而烦，有表里证，渴欲饮水，水入则吐者，名曰水逆，五苓散主之。”

本条文言水逆的证治。

条文大意：太阳中风有发热，六日六经已尽、或七日又复于太阳仍不解反而见烦躁甚至烦躁不得眠，太阳中风仍不解为有表，渴欲饮水为有膀胱蓄水的里证，发热已久，太阳中风自汗，或加之解表大发其汗均可致津液内竭，使人口渴欲饮水，膀胱蓄水，饮热互结，气化失司，内不得出小便不利，外不得入水入则吐者，名曰水逆，五苓散主之。

方中行曰："此太阳中风失于未治，久而入里之证。盖中风发热必自汗出，六七日不解，出汗过多可知也。烦者汗出过多，亡津液而内燥也。表以外证未罢言，里以烦渴属腑言。欲饮水者，燥甚而渴希救故也。吐，伏饮内作，故外者不得入也。盖饮亦水也，以水得水涌溢而为格拒，所以谓之曰水逆也。"

五苓散方

猪苓十八铢（1铢≈0.65克）（去皮）　泽泻一两六铢　白术十八铢　茯苓十八铢　桂枝半两

上五味，捣为散（细末）。以白饮（白米粥汁）和服方寸匕（约5毫升药末），日三服，多饮暖水，汗出愈。如法（服桂枝汤的方法）将息。

徐灵胎曰："胸中有水，则不能客水矣。桂枝治表，余四味治里，多饮暖水汗出愈，表里俱到。"

张令韶曰："散者，取散之意也。茯苓、泽泻、猪苓，淡味而渗泄者也，白术助脾气以转输，桂枝从肌达表，外窍通而内窍利矣，故曰：多饮暖水汗出愈也。"

徐灵胎曰："服散，取其停留胸中。多饮暖水，取其气散荣卫。此乃散方，近人用作汤，往往鲜效。此方治太阳表里未清之证，所谓表里者经与腑也。故此方为利膀胱水道之主药。"

吴遵程曰："五苓散逐内外水饮之首剂。凡太阳表证未解，头痛发热。口燥咽干，烦渴饮水，或水入即吐，或小便不利者，宜服之。又治霍乱吐利，燥渴引饮，及瘦人脐下有动悸，吐涎沫而颠眩者。

咸属水饮停蓄，津液固结，便宜取用。若津液损伤，阴血亏损之人，作渴而小便不利者，再用五苓利水劫阴之药，则祸不旋踵矣。”

歌曰 geyue

表解已里未和，心下痞硬胁痛作。
发干呕见短气，十枣汤将水饮驱。

研读 yandu

本句概括了《伤寒杂病论》条文：“太阳中风，下利呕逆，表解者乃可攻之。若其人漐漐汗出，发作有时，头痛、心下痞满，引胁下痛，干呕短气，汗出不寒者，此表解里未和也，十枣汤主之。”

本条文言饮停胸胁的证治。

条文大意：太阳中风，风鼓内停水饮而中气乖张，症见下利呕逆，须待表证解除者乃可用攻逐水饮之法。若其人因水饮渗溢致漐漐汗出，汗出如潮汐发作有时，并见水气泛溢所致头痛，水饮填塞于胸胁所致心下痞满，引胁下痛，水填胸胁阻气机升降，胃失和降所致干呕、肺失肃降所致短气，同时汗出不恶寒者，此种情况表明风寒表证已解，里停水饮气机未和也，十枣汤主之。

尤在泾曰：“此外中风寒，内有悬饮之证，下利呕逆，饮之上攻而复下注也。然必风邪已解，而后可攻其饮。若其人漐漐汗出而不恶寒，为表已解；心下痞，硬满，引胁下痛，干呕短气，为里未和；虽头痛而发作有时，知非风邪在经，而是饮气上攻也。故宜十枣汤下气逐饮。”

十枣汤方

芫花（熬）　甘遂　大戟

上三味，各等分，别捣为散，以水一升半（约300毫升），先煮大枣肥者十枚，取八合（约160毫升），去滓，内（纳入）药末，强人服一钱匕（一个汉代五铢钱币单面最大堆积药末的量，约2克多），羸（弱）者服半钱匕，温服之（用温的枣汤冲服药末）。平旦服（晨起空腹服用），若下少（泻下量少），病不除者，明日更服加半钱，得快下利后，糜粥（煮成糜糊状的白米粥）自养。

“熬”：河南南阳方言，意为慢火炒至变色。“平旦”：意思是指太阳停留在地平线上，与清晨、平明、平日同义。

柯韵伯曰：“仲景利水之剂种种不同，此其最峻者也。凡水气为患，或喘、或咳、或利、或吐、或吐利而无汗，病一处而已，此则外走皮毛而汗出，内走咽喉而呕逆，下走肠胃而下利，水邪之泛溢者，既浩浩莫御矣。且头痛短气，心腹、胁下皆硬满痛，是水邪尚留结于中，三焦升降之气隔拒而难通也。表邪已罢，非汗散所宜，里邪充斥，又非渗泄之品所能治，非选利水之至锐者以直折之，中气不支亡可立待矣。甘遂、芫花、大戟皆辛苦气寒而秉性最毒，并举而任之，气同味合，相须相济，决渎而大下，一举而水患可平矣。然邪之所凑，其气必虚，而毒药攻邪，脾胃必弱，使无健脾调胃之品主宰其间，邪气尽而元气亦随之尽。故选枣之大肥者为君，预培脾土之虚，且制水势之横，又和诸药之毒，既不使邪气之盛而不制，又不使元气之虚而不支，此仲景立方之尽善也。”

李时珍曰：“张仲景治伤寒太阳证表不解，心下有水气，干呕发热而咳，或喘、或利者，小青龙汤主之。若表已解，有时头痛出汗，不恶寒，心下有水气，干呕痛引两胁，或呕或咳者，十枣汤主之。盖小青龙治未发散表邪，使水气自毛窍而出，乃《内经》所谓开鬼门法也。十枣汤驱逐里邪，使水气自大小便而泄，乃《内经》所谓洁净府、去苑陈莝法也。”

歌曰 geyue

太阳病脉浮紧，恶寒发热体痛呻。
无汗喘为伤寒，主麻黄汤发汗痊。

研读 yandu

上两句概括了《伤寒杂病论》条文“太阳病，或已发热，或未发热，必恶寒，体痛，呕逆，脉阴阳俱紧者，名曰伤寒。”和“太阳病，头痛发热，身疼腰痛，骨节疼痛，恶风，无汗而喘者，麻黄汤主之。”两条。

前一条文言太阳病伤寒证的提纲。

条文大意：邪犯表位而症见脉浮、头项强痛而恶寒的太阳病，或见正邪已交争而发热，或见正邪尚未交争而未发热，必定因邪伤表阳而恶寒，因能伤表阳之邪其性必寒，寒主凝滞收引，寒伤表阳则荣血涩而卫气滞，故体痛，寒邪内侵、里气不纳则呕逆，脉关后关前阴阳俱紧者，名曰肤表为寒邪损伤的伤寒病。

《医宗金鉴》曰：“此承首条言太阳病，又兼此脉此证者，名曰伤寒，以为伤寒病之提纲，后凡称伤寒者，皆指此脉证而言也。”

方中行曰：“或，未定之词。寒为阴，阴不热，以其著人而客于人之阳经，郁而与阳争，争则蒸为热。已发热者，时之所至，郁争而蒸也，未发热者，始初之时，郁而未争也。必，定然之词，言发热早晚不一，而恶寒则必定即见也。体痛者，寒主坚凝而伤荣，则荣实而强，卫虚而弱矣；荣强则血涩，卫弱则气滞，故痛也。呕，吐也。逆，俗谓恶心是也。胃口畏寒而寒涌也。阴谓关后，阳谓关前，俱紧，谓三部通度而急疾，寒性强劲而然也。《难经》曰：‘伤寒之脉，阴阳俱盛而紧涩，是也。’伤，犹中也。阴寒之袭人，从荣而入，荣，血道也，寒之所以从荣入者，荣亦阴，亦从类也。此揭太阳分病之纪二。以下凡首称伤寒者，则又皆指有此云云之谓也。”

刘昆湘曰：“此寒邪伤荣之脉证也。中风必先发热，伤寒必先恶寒。恶寒之证，病起即见。发热之证，阳素盛者则发热速，阴素盛者则发热迟，故曰或已发热，或未发热也。恶寒为伤寒必具之候。寒伤太阳，当皮肤致密，腠理闭塞；寒束经络，当血郁气阻，身体疼痛。寒邪入胃，必气逆而呕，故呕逆。脉阴阳俱紧者，谓浮沉尺寸俱紧，盖外感之邪。当六脉一象也。”

黄竹斋曰：“太阳外感之病，以脉浮、头项强痛、发热为共同必有之证候。然有时或已发热者，以其人阳气素盛，腠理致密，孙络壅邪，易酿为热也。有时或未发热者，以其人阳气素虚，腠理疏缓，孙络受邪而郁稍迟也。然发热虽有迟速之异，其居于无风处必恶寒，而身体疼痛者，此皮肤伤寒，邪由孙络，致毛脉凝滞，神经受触也。皮肤为寒拘束，致胃气不舒，则发呕逆。诊其脉阴尺阳寸俱紧者，血液因寒而劲急，故名其病曰伤寒。《素问》云：‘春伤于风，冬伤于寒。’《金匮要略》云：‘风中午前，寒中于暮。风令脉浮，寒令脉急。极寒伤经，极热伤络。’本论云：‘风则伤卫，寒则伤荣。夫天气一也，受日光变化而为寒为热，热则疏散而为阳，寒则翕敛而为阴。人身之气一也，张口而呼之则温，嘬口而呼之则寒，亦犹是也。卫气昼日行于阳，夜行于阴。午前皮肤外感风邪，则卫气当之，卫在脉外，风性疏散，故玄府不闭，自汗出，脉浮缓，脉中之荣气未伤，故体不痛而强。暮时皮肤外感寒邪，则伤荣，荣在脉中，荣伤则卫亦伤。寒性劲急，故气门不通，经血凝泣，无汗体痛，脉阴阳俱紧。’仲景于提纲不揭受病之时者，以天时人事有常有变，风寒二气无时不有，示人以审脉辨证为施治之要，所谓活泼地法也。此节云脉阴阳俱紧，后节云风温之为病，脉阴阳俱浮。太阳中风，阳浮而阴弱。三处对勘，则知此节脉之阴阳是指尺寸而言也。中篇云：‘脉浮紧者，法当身疼痛，宜以汗解之。假令尺中迟者，不可发汗，以荣气不足血少故也。此即脉阴阳不俱紧也。’少阴篇云：‘病人脉阴阳俱紧反汗出者，亡阳也，此属少阴，则此之证无汗，不待言矣。’盖太阳与少阴为表里，太阳虚即为少阴，少阴实即为太阳。而自汗出为表虚，无汗为表实也。”

后一条文言太阳病寒伤肤表的治法。

条文大意：风寒损伤肤表的太阳病，因太阳经位于人体阳位，感受阴寒之邪，经气痹阻则头项强痛、正邪交争则发热，风寒外袭，太阳经阳气不伸则身疼腰痛，骨节疼痛，病从风得故恶风，肤表受损、腠理闭塞则无汗，邪不得汗出则内壅于肺而喘者，麻黄汤主之。

成无已曰："此太阳伤寒也。寒则伤荣，头痛、身疼、腰痛，以致牵连骨节疼痛者，太阳经荣血不利也。《内经》曰：'风寒客于人，使人毫毛毕直，皮肤闭而为热者，寒在表也。'风并于卫，卫实而荣虚者，自汗出而恶风寒也。寒并于荣，荣实而卫虚者，无汗而恶风也。以荣强卫弱，故气逆而喘，与麻黄汤以发其汗。"

柯韵伯曰："太阳主一身之表，风寒外袭，阳气不伸，故一身尽疼。太阳脉抵腰中，故腰痛。太阳主筋所生病，诸筋者皆属于节，故骨节疼痛。从风寒得，故恶风。风寒客于人则皮毛闭，故无汗。太阳为诸阳主气，阳气郁于内，故喘。太阳主开，立麻黄汤以开之，诸证悉除也。"

《总病论》："华佗治法云：伤寒病，起自风寒，起于腠理，与精气分争，荣卫痞鬲，周身不通。病一日至二日，气在孔窍、皮肤之间，故病者头痛恶寒，身热，腰背强重，此邪在表，随证发汗则愈。"

麻黄汤方

麻黄三两（去节） 桂枝二两 甘草一两（炙） 杏仁七十个（去皮尖）

上四味，以水九升，先煮麻黄减二升，去上沫，内诸药，煮取二升半，去滓，温服八合。覆取微似汗，不须啜粥，余如桂枝汤法将息。

徐灵胎曰："麻黄须多煮，取其力专，不仅为去上沫，止煮一二沸矣。"

柯韵伯曰："此方治风寒在表，头痛项强，发热，身疼腰痛，骨节烦痛，恶风，恶寒，无汗，胸满而喘，其脉浮紧，浮数者。此为开表逐邪，发汗之峻剂也。古人用药，取法象之义。麻黄中空外直，宛如毛窍骨节，故能去骨节之风寒从毛窍而出，为卫分发散风寒之品；桂枝之条纵横，宛如经脉系络，能入心化液，通经络而出汗，为荣分散解风寒之品；杏仁为心果，温能助心散寒，苦能清肺下气，为上焦逐邪定喘之品；甘草甘平，外拒风寒，内和气血，为中宫安内攘外之品。此汤入胃，行气于玄府，输精于皮毛，斯毛脉合精而溱溱汗出，在表之邪尽去而不留，痛止喘平，寒热顿解。不须啜粥，而藉汗于谷也。不用姜枣者，以生姜之性横散解肌，碍麻黄之上升；大枣之性滞泥于膈，碍杏仁之速降。此欲急于直达，稍缓则不迅，横散则不峻也。若脉浮弱，自汗出者，或尺脉微迟者，是桂枝汤所主，非此方所宜也。予治冷风哮与风寒湿三气成痹等证，用此辄效，非伤寒一证可拘也。”

徐灵胎曰：“此痛处比桂枝证尤多而重，因荣卫俱伤故也。恶风无汗而喘者，乃肺气不舒之故。麻黄治无汗，杏仁治喘，桂枝、甘草治太阳诸证。无一味不紧切，所以谓之经方。”

《舒氏女科要诀》：“曾治一产妇，发动六日，儿已出胎，头已向下而产、不产。医用催产诸方，俱无效。延予视之，其身壮热无汗，头项腰背疼痛，此太阳寒伤荣也。法主麻黄汤，作一大剂投之，令温覆少顷，得汗热退身安，乃索食，食讫豁然而生。此治其病而产自顺，上乘法也。”

《小儿药证直诀》：“麻黄汤治伤风发热，咳嗽喘急无汗者，宜服之。”（即本方，分两量儿大小加减）

《眼科锦囊》：“麻黄汤治为风热所侵，而眼目赤肿，生障翳。”

《类聚方广义》：“初生儿有时时发热，鼻塞不通，不能哺乳者，用此方即愈。又治痘疮现点时，身热如灼，表郁难发，及大热烦躁而喘，不起胀者。”

歌曰 geyue

发汗已脉数烦，宜桂枝汤再微汗。

研读 yandu

本句概括了《伤寒杂病论》条文“伤寒发汗已解，半日许复烦，脉浮紧者，可更发汗，宜桂枝汤。”

本条文言表寒已解再聚，治以调和营卫法。

条文大意：太阳表实的伤寒病，治以发汗法用麻黄汤，汗后身凉表已解，但仅仅维持6~12小时。半日许，复因余邪再聚、或因汗后腠理空虚复感风寒而致烦躁，脉浮紧者，示邪仍在表，可以更换发汗方式，宜用桂枝汤。

程郊倩曰：“伤寒服麻黄汤发汗，已经热退身凉而解矣，半日许复烦，脉见浮紧，终是寒邪退而复集，与自汗脉浮缓之中风无涉。然汗后见此，则阳虚便防阴弱，盖烦因心扰，浮属阴虚，此际宁堪再任麻黄？改前发汗之法为解肌，则虽主桂枝，不为犯伤寒之禁也。”

柯韵伯曰：“桂枝汤本治烦，服后外热不解而内热更甚，故曰反烦。麻黄证本不烦，服汤汗出，外热初解而内热又发，故曰复烦。凡曰麻黄汤主之、桂枝汤主之者，定法也。服桂不解仍与桂汤，汗解复发烦更用桂枝汤者，活法也。服麻黄汤后烦可更用桂枝，服桂枝汤复烦者不得更用麻黄，且麻黄脉证但可用桂枝汤更汗，不可先用桂枝汤发汗，此又活法中定法也。”

歌曰 geyue

不发汗因致衄，衄少未与麻黄助。

研读 yandu

本句概括了《伤寒杂病论》条文：“伤寒脉浮紧，不发汗，因致衄者，麻黄汤主之。”“太阳病，脉浮紧，发热，身无汗，自衄者愈。”两条。

前条文言太阳病郁热致衄的治法。

条文大意：荣分素热之人伤于寒，病在太阳见脉浮紧，不发汗，因外寒闭遏致素热郁于经而伤于络致衄者，衄血量大用发汗使热越而出，麻黄汤主之。

张路玉曰："脉浮紧，当以汗解，失汗则邪郁于经不散而致衄，衄必点滴不成流，此邪热不得大泄，病必不解，急宜麻黄汤汗之。夺汗，则无血也。"

程郊倩曰："大抵伤寒见衄者，由其人荣分素热，一被寒闭，荣不堪遏，从而上升矣。"

徐灵胎曰："前段衄后而解，则不必复用麻黄。衄后尚未解，则仍用此汤。"

江瓘《名医类案》："陶尚文治一人，伤寒四五日，吐衄不止。医以犀角地黄汤等，治而反剧，陶切其脉，浮紧而数，若不汗出，邪何由解？遂用麻黄汤，一服汗出而愈。瓘曰：'久衄之家，亡血已多，故不可汗。今缘当汗不汗，热毒蕴结而成吐血，盖发其汗则热越而出，血自止也。'"

后条文言太阳病的郁热以衄血解除。

条文大意：风寒犯表致太阳病，脉浮紧，而发热，身无汗则热郁于内，热极络伤致自衄，血量较少可自止者愈。

成无己曰："风寒在经不得汗解，郁而变热，衄则热随血散，故云：'自衄者愈。'"

方中行曰："此承上条，复以其更较轻者言。得衄自愈者，汗本血之液，北人谓衄为红汗，达此义也。"

陈古愚曰："发热无汗则热郁于内，热极络伤，阴络伤，血并冲任而出，则为吐血；阳络伤，血并督脉而出，则为衄血。此脉与太阳同起目内眦，循膂络肾，太阳之标热借督脉作衄为出路而解。"

黄竹斋曰："盖寒邪郁而为热，上迫越于头部，伤其阳络，由鼻窍而泄出，则邪热亦随之而泄矣，所谓红汗出也。"

仲景认为衄家不可发汗，亡血家不可发汗，因皆为久衄亡血已成血虚，故不可发汗以复夺其血。句中所言衄血均病程短，未成为长期失血的衄家。外伤于寒、闭热于内、热伤鼻络的衄血，故曰“不发汗因致衄”。如身发热，鼻出血量少，邪热可随红汗泄而衄自止，就不用麻黄汤，如因外寒闭遏，不发热，身无汗，郁热不解，热伤鼻络致衄者，衄血量较大，要用麻黄汤，故曰“衄少未与麻黄助”。

歌曰 geyue

汗出后口渴干，小便不利五苓散。

研读 yandu

本句概括了《伤寒杂病论》条文：“太阳病，发汗后，大汗出，胃中干，烦躁不得眠，欲得饮水，少少与之，令胃气和则愈。若脉浮，小便不利，微热消渴者，五苓散主之。”

本条文言发汗后阳明津液损伤与失运之区别。本条文当作两节看，前半句言发汗伤胃津的临床表现及调养法，后半句言津液不行的临床表现及治法。

条文大意：太阳病，发汗后，大汗出伤津液，津液伤致胃中阴伤而干燥，胃津伤燥热扰神则烦躁不得眠，胃中干故欲得饮水，因证属津伤燥化而非热耗津亏，故少少与之，胃燥得水饮而令液渗于络，和合于血，津液四布，脉络复荣，胃气和而烦躁不眠则愈。若发汗后，大汗出后邪仍在表则脉浮，大汗则伤津致胃津外越，病及太阳阳明致开阖受阻，令水气停蓄，水道不行见小便不利，余邪内郁则微热，胃中燥化则消渴者，五苓散主之。

徐灵胎曰：“胃中干而欲饮，此无水也，与水则愈；小便不利而欲饮，此蓄水也，利水则愈。同一渴而治法不同，盖由渴之象，及渴之余证不同也。”

歌曰 geyue

若不渴小便闭，茯苓甘草汤可与。

研读 yandu

本句概括了《伤寒杂病论》条文“伤寒汗出而渴，小便不利者，五苓散主之；不渴者，茯苓甘草汤主之。”

本条文言伤寒发汗后阳明津液失运与阳虚津液失化的区别。

条文大意：伤寒汗出伤津液，津液伤致胃中阴伤干燥而渴，胃津外越，病及太阳阳明致开阖受阻，令水气停蓄，水道不行见小便不利者，五苓散主之；伤寒汗出虽伤津液，但因患者素体阳虚致小便不利，燥化不著故不渴者，茯苓甘草汤主之。

程郊倩曰：“夫水气作渴与热蒸作渴不同其治者，以寒温各别也。伤寒汗出而渴，为膀胱蓄热挟水气上升，非肺胃郁蒸之热也，主从五苓散。若不渴者，则阳虚便防阴盛，此汗近于魄汗，其中伏有厥逆筋惕肉瞤之证，故用茯苓、甘草之甘，以益津液而补心；以桂枝、生姜之辛，助阳气而行卫。二证俱有小便不利证，而热蓄膀胱与寒蓄膀胱虚实不同，则又从渴与不渴处辨之。观厥阴条厥而心下悸者，用茯苓甘草汤治水，则知此条之渴与不渴有阳水阴水之别。有水而渴，汗属阳气升腾；有水不渴，而汗属阴液失统。茯苓甘草汤用桂、姜者，行阳以统阴也。阴即水也。”

茯苓甘草汤方

茯苓二两　桂枝二两　甘草一两（炙）　生姜三两（切）

上四味，以水四升，煮取二升，去滓，分温三服。

费晋卿曰：“茯苓宜于独重，以其能渗湿安神也；姜、桂性温，开解腠理，能逐水气从毛窍而出；用甘草以补土和中，方法特妙。”

柯韵伯曰：“此厥阴伤寒发散内邪之汗剂也。凡伤寒厥而心下悸者，宜先治水，后治其厥，不尔水渍入胃，必作利也。此方本欲利水，反取表药为里证用，故虽重用姜、桂而以里药名方耳。”

《玉机微义》：“茯苓甘草汤，治膀胱腑发咳，咳而遗溺。”

歌曰 geyue

表不解干呕欬，心下水气小龙排。

研读 yandu

本句概括了《伤寒杂病论》条文“伤寒表不解，心下有水气，干呕，发热而咳，或渴，或利，或噎，或小便不利，少腹满，或喘者，小青龙汤主之。”

欬（kài）：重声咳嗽；同“咳”。《说文》：“欬，逆气也。”

本条文言寒伤太阳及水结少阴的证治。

条文大意：伤寒表之寒邪不解，少阴阳虚失于温煦，寒水之气凝结于心胸见心下有水气，凝结于胃见干呕，表寒不解则发热，水气射于肺而咳，或见水聚而津液不运则渴，或水聚溜于肠而下利，或寒水凝结气逆则噎，或水聚而津液不行则小便不利，少腹满，或水气上凌则喘者，小青龙汤主之。

张令韶曰：“此寒伤太阳之表，而动其里之水气也。伤寒表不解者，表之邪不解也。心下有水气者，里之水气发动也。太阳主寒水之气，运行于肤表，出入于心胸。今不能运行出入，以致寒水之气逆于肤表而不解，逆于心胸而为水气。水停于胃，则干呕。表寒不解，则发热。或射于肺，则咳。或聚而不流，则渴。或溜于肠，则利。或聚于上焦，则噎。或三焦不能施其决渎，则小便不利而少腹满。或水气上凌，则喘。以上诸证不必悉具，见一即是也。”

成无己曰：“伤寒表不解，心下有水饮，则水寒相搏，肺寒气逆，故干呕发热而咳。《针经》曰：‘形寒饮冷则伤肺，以其两寒相感，中外皆伤，故气逆而上行，此之谓也。’与小青龙汤发汗散水。水气内渍则所传不一，故有或为之证，随证增损以解化之。”

柯韵伯曰：“小青龙以两解表里之邪，复立加减法以治或然之证。此为太阳枢机之剂，水气蓄于心下尚未固结，故有或然之证。若误下，则硬满而成结胸矣。”

黄竹斋曰：“伤寒表不解，水气结于心下，而有少阴证之治法。干呕，即欲吐不吐之互词。发热而咳，及渴而下利，皆少阴之本证。故小青龙中有麻黄、附子、细辛、甘草，仍不离少阴表证之治法也。”

舒驰远曰：“大青龙为表寒里热者设，小青龙为表里俱寒者设。”

韩祗和曰：“小青龙所以主为水饮与表寒相合而咳者，真武汤所主为水饮与里寒相合而咳者。或表寒，或里寒，协水饮则必动肺，以形寒寒饮则伤肺故也。”

小青龙汤方

麻黄三两（去节）　芍药三两　细辛三两　桂枝三两　干姜三两　甘草三两（炙）　五味子半斤　半夏半斤（洗）

上八味，以水一斗，先煮麻黄减二升，去上沫，内诸药，煮取三升，去滓。温服一升，日三服。若渴，去半夏，加栝蒌根三两，若微利，若噎者，去麻黄，加附子一枚。若小便不利，少腹满者，去麻黄，加茯苓四两。若喘者，加杏仁半升（去皮尖）。

陈古愚曰：“此寒伤太阳之表而不解，动其里水也。麻、桂从太阳以祛表邪；细辛入少阴而行里水；干姜散胸前之满；半夏降上逆之气；合五味子之酸，芍药之苦，取酸苦涌泻而下行；既欲下行而仍用甘草以缓之者，合药性不暴则药力周到，能入邪气水饮互结之处而攻之。凡无形之邪气从肌表出，有形之水饮从水道出，而邪气水饮一并廓清矣。”

张令韶曰：“若渴者，水蓄于下，火郁于上，去半夏之燥，加栝蒌根引水液上升。利者，水寒在下，火不得下交，水得寒气冷必相搏，其人即噎，故加附子。小便不利，少腹满者，土虚而不能制水，故加茯苓以补中土。水逆于里而不逆于表，故去麻黄。喘者，水气上逆而射肺，故加杏仁以疏肺气。”

陈修园曰：“五味以司肺之阖，干姜以司肺之辟，细辛以发动其阖辟活动之机。小青龙汤中，当以此三味为主。故他药皆可加减，此三味则缺一不可。”

费晋卿曰：“此方全为外有风，内有蓄水而设。所以不用石膏者，因水停胃中，不得复用石膏以益胃之寒。故一变而为辛散，外去风而内行水。亦名青龙者，亦取发汗，天气下为雨之义也。”

《和剂局方》：“小青龙汤治形寒饮冷，内伤肺经，咳嗽喘急，呕吐涎沫。”

《御药院方》：“细辛五味子汤治肺气不利，咳嗽喘满，胸膈烦闷，痰涎多，喉中有声，鼻塞清涕，头痛目眩，肢体倦怠，咽嗌不利，呕逆恶心。”（即本方）

《张氏医通》：“冬月嗽而发寒热，谓之寒嗽，小青龙汤加杏仁。伤寒，心下有水气，咳而微喘，发热不渴，服汤已渴者，此寒去欲解也，小青龙汤主之。”

周禹载曰：“其人痰饮素积，一感风寒挟之上逆，水停心下，肺受邪而喘咳。外邪即盛，势必发热。然未入腑，寒饮内溢，故为咳而不为渴。服小青龙反渴者，寒饮与热邪未散，津液未复也，更宜以小青龙汤治之。”

张路玉曰：“世言半夏辛燥，烦渴非所宜。因小青龙汤后服汤已渴，寒去欲解之语。不知痰去则气通火升，觉渴不过暂时，少顷津回气润，烦渴自除。先哲复有服二陈汤能大便润而小便长，痰去则津液流通之明验也。”

《活人书》：“脉浮而渴属太阳，伤寒表不解，心下有水气而渴者，小青龙汤去半夏加栝蒌根。”

歌曰 geyue

心下痞呕不利，大柴胡汤乃可与。

研读 yandu

本句概括了《伤寒杂病论》条文“伤寒发热，汗出不解，心下痞硬，呕吐而不利者，大柴胡汤主之。”

本条文言大柴胡汤方证。

条文大意：太阳伤寒发热，汗出应解，而今汗出发热不解，是因为邪在少阳之膈故见心下痞硬，邪在阳明胃则呕吐而在大肠则大便不利者，大柴胡汤主之。

刘昆湘曰：“伤寒发热，汗出应解，今汗出而发热不解，非复太阳在表之证，不因吐下而心下痞硬者，膈气之上结也。呕吐而大便不利者，胃家之内实也。膈实郁胃阳之上宣，便秘阻传道之下降，上下不利而胃气中结，当见心下急郁烦之象。此少阳、阳明，胆胃两实之证，宜大柴胡法上疏膈气之郁，下通府气之闭，又表里两解之治例也。”

大柴胡汤方

柴胡半斤　黄芩三两　芍药三两　半夏半升（洗）　生姜五两（切）　枳实四枚（炙）　大枣十二枚（擘）　大黄二两

上八味，以水一斗二升，煮取六升，去滓，再煎取三升。温服一升，日三服。

吴遵程曰：“此汤治少阳经邪渐入阳明之腑，或误下引邪内犯而过经不解之证。故于小柴胡汤中除去人参、甘草助阳恋胃之味，而加芍药、枳实、大黄之沉降，以涤除热滞也。与桂枝大黄汤同意，彼以桂枝、甘草兼大黄两解太阳误下之邪，此以柴胡、黄芩、半夏兼大黄两解少阳误下之邪，两不移易之定法也。”

柯韵伯曰：“大小柴胡俱是两解表里之剂，大柴胡主降气，小柴胡主调气。调气无定法，故小柴胡除柴胡、甘草外，皆可进退；降气有定局，故大柴胡无加减法也。”

汪讱庵曰：“此乃少阳阳明，故加减小柴胡、小承气而为一方。少阳固不可下，然兼阳明腑证则当下，宜大柴胡汤。”

陈素中曰：“大柴胡本为里证已急，而表证未除者立方。若用之以治温热病，最为稳当，百无一失。双解散为双解之重剂，大柴胡为双解之轻剂。”

《肘后方》：“治伤寒时气温病，三日以上至七八日，若有实热，得汗不解，腹满痛，烦躁欲谬语者，可服大柴胡汤。”（即本方）

《直指方》：“大柴胡汤治疟热多寒少，目痛多汗，脉大，以此汤微利为度。”

《此事难知》：“大柴胡汤治表里内外俱热之证，治有表复有里。有表者，脉浮，或恶风，或恶寒头痛。四证中或有一二尚在者乃是，十三日过经不解是也。有里者，谵言妄语，掷手扬视，此皆里之急者也。欲汗之则里已急，欲下之则表证仍在，故以小柴胡中药调和三阳，是不犯诸阳之禁，以芍药安太阴，使邪气不纳，以大黄去地道不通，以枳实去心下痞闷。”

《万病回春》：“春应温而反清凉者，夏发燥郁也，大柴胡汤主之。”

《医宗必读》：“大柴胡汤治身热，不恶寒反恶热，大便秘。”（即本方）

《伤寒绪论》：“伤寒斑发已尽，外势已退，内实不大便，谵语者，大柴胡汤下之。”

《类聚方广义》：“大柴胡汤治麻疹，胸胁苦满，心下硬塞，呕吐，腹满痛，脉沉者。又治狂证，胸胁苦满，心下硬塞，膻中动甚者，加铁粉奇效。”

《汉药神效方》：“森立之曰：余壮年尝患阴萎，每用大柴胡，其效如神。后用于少壮阴萎，心腹弦急之证极验。”

歌曰 geyue

汗出解里未和，心下痞硬干呕恶。
腹雷鸣又下利，生姜泻心汤服宜。

研读 yandu

本句概括了《伤寒杂病论》条文：“伤寒汗出，解之后，胃中不和，心下痞硬，干噫食臭，胁下有水气，腹中雷鸣下利者，生姜泻心汤主之。”

本条文言生姜泻心汤方证。

条文大意：太阳伤寒汗出表解之后，大汗伤津、胃气虚损致胃中不和，不和则气滞内结于膈见心下痞硬，不和则气逆则干噫、胃虚谷不化则食臭，胃虚水不化而横流则胁下有水气，腹中雷鸣下利者，生姜泻心汤主之。

《金匮要略》：“中焦气未和不能消谷，故令噫。干噫食臭者，胃虚而不杀谷也。胁下有水气，腹中雷鸣，土弱不能胜水也。与泻心汤以攻痞，加生姜以益胃。”

成无己曰：“胃为津液之主，阳气之根，大汗出后，外亡津液，胃中空虚，客气上逆，心下痞硬。”

钱天来曰：“伤寒汗出解之后，言表邪俱从汗出而悉解也。胃中不和以下，皆言里证未除也。”

生姜泻心汤方

生姜四两　甘草三两（炙）　人参三两　干姜一两　黄芩三两　半夏半升（洗）　黄连一两　大枣十二枚（擘）

上八味，以水一斗，煮取六升，去滓，再煎取三升，温服一升，日三服。

徐灵胎曰：“汗后而邪未尽，必有留饮在心下，其证甚杂，而方中诸药一一对证，内中有一药治两证者，亦有两药合治一证者，错综变化，攻补兼施，寒热互用，皆本《内经》立方诸法，其药性与神农本草所载无处不合。”又曰：“凡诸泻心汤法，皆已汗、已下、已吐之余疾。此方生姜、干姜同用，取辛以开之。”

黄竹斋曰：“此方即小柴胡汤去柴胡，增生姜加干姜、黄连也。君以生姜者，以其善解食臭，而有和胃散水之长也；半夏止呕降逆；芩连涤热泻痞；参枣补虚以生津；干姜温里而祛寒；甘草补中以和胃。去滓再煎者，邪在少阳之半里，仍不离和解之正法也。”

《施氏续易简方》：“生姜泻心汤治大病新差，脾胃尚弱，谷气未复，强食过多，停积不化，心下痞硬，干噫食臭，胁下有水，腹中雷鸣，下利，发热，名曰食复，最宜服之。”

歌曰 geyue

脉浮紧身疼痛，无汗烦躁大青龙。
脉浮缓身不疼，无少阴证亦可吞。

研读 yandu

这段歌诀前句概括了《伤寒杂病论》条文：“太阳伤寒，脉浮，发热，恶寒，身疼痛，不汗出而烦躁者，大青龙汤主之。若脉微弱，汗出恶风者，不可服之，服之则厥逆，筋惕肉瞤，此为逆也。”后句概括了《伤寒杂病论》条文“太阳中风，脉浮缓，身不疼，但重，乍有轻时，无少阴证者，大青龙汤发之。”

前一条文分为两段，前段言风寒外壅而闭热于经的证治，后段言表虚不实证不可服大青龙汤。

条文大意：太阳伤寒，脉浮紧，正邪交争则发热，因邪伤表阳而恶寒，风寒外袭，太阳经阳气不伸则身疼痛，风寒郁闭腠理则不汗出，邪热无从外出而内扰不安则烦躁者，大青龙汤主之。若表虚不实见脉微弱，汗出恶风者，不可服之，若服之则因发汗过多而阳亡见厥逆，筋惕肉瞤，此为逆乱的治法也。

黄坤载曰："脉浮紧，身痛发热，恶寒无汗，脉证悉同伤寒，此卫阳素旺，气郁而血不泄也。卫气遏闭，荣郁热甚，故见烦躁。异日之白虎、承气诸证，皆以经热之内传者也。早以大青龙发之，则内热不生矣。"

尤在泾曰："表实之人不易得邪，设得之则不能泄卫气而反以实阳气，阳气既实，表不得通，闭热于经，则脉紧身痛，不汗出而烦躁也。是当以麻黄、桂、姜之属以发汗而泄表实，加石膏以除里热而止烦躁。若脉微弱，汗出恶风，则表虚不实，设与大青龙汤发越阳气，必致厥逆，筋惕肉瞤，甚则多汗而阳亡矣。故曰：此为逆。逆者，虚以实治，于理不顺，所以谓之逆也。"

朱肱曰："《类纂》云：'凡发汗过多，筋惕肉瞤，振摇动人，或虚羸之人微汗出，便有必证，俱宜服真武汤以救之。'"

吴绶曰："大青龙汤，仲景治伤寒，发热恶寒，烦躁者用之。夫伤寒，邪气在表，不得汗出，其人烦躁不安，身心无如之奈何，如脉浮紧，或浮数者，急用此汤发汗则愈。乃仲景之妙法也。譬若亢热已极，一雨而凉，其理可见也。若不晓此理，见其躁热，投以寒凉之药，其害可胜言哉。"

《明理论》："《内经》曰：'阳气者，精则养神，柔则养筋。'发汗过多，津液枯少，阳气大虚，筋肉失所养，故惕惕然而跳，瞤瞤然而动也。"

后一条文言湿滞风邪的证治。

条文大意：太阳中风，故脉浮缓，身不疼，但觉身体沉重为素体有湿，湿滞风邪所致，因风性轻扬疏散故身重乍有轻时，无阳虚表寒之少阴证者，大青龙汤发之。

陶节庵曰："伤寒烦躁有阴阳虚实之别，心热则烦，阳实阴虚；肾热则躁，阴实阳虚。烦乃热轻，躁乃热重也。所谓烦躁者，先发烦而渐至躁。所谓躁烦者，先发躁而后发烦也。"

刘昆湘曰："此示素秉阳盛多湿之体，中风而兼内热之证治也。大青龙之异于麻黄汤者，在加入石膏以清里热，其所主治即以不汗出而烦躁为证谛。所以与少阴证有疑似虚实之辨者，亦因烦躁故也。本条当具上条无汗烦躁之证，经文不重出者，以既有无少阴一语则义可隅反。中风之证，脉象浮缓，法当腠理开泄，发热自汗。今中风而身无汗者，乃证兼湿邪，风为湿滞，致皮毛闭塞，故反令无汗。身不疼者，以湿滞则风性弛缓，气血无郁冲之争，无争故身不痛。身重者，以湿性凝重，湿滞则经气不举故也。但重仍乍有轻时者，以风性疏泄，虽湿阻气痹，复间以时通故也。凡发热脉浮缓者，法当自汗，假令无汗，即风为湿滞之证。宜大青龙汤发汗以清里热，令风湿俱去。曰发之者，谓泄风湿于外以发其表也。"

徐灵胎曰："脉不沉紧，身有轻时，为无少阴外证。不顾利吐逆，为无少阴里证。此邪气俱在外也，故以大青龙发其汗。"

大青龙汤方

麻黄六两（去节） 桂枝二两（去皮） 甘草二两（炙） 杏仁四十枚（去皮尖） 生姜三两（切） 大枣十二枚（擘） 石膏如鸡子黄大（碎）

上七味，以水九升，先煮麻黄减二升，去上沫，内诸药，煮取三升，去滓，温服一升。取微似汗。汗多者，温粉扑之。一服汗出，停后服。若复服，汗多亡阳，遂虚，恶风，烦躁不得眠也。

《肘后方》："姚大夫辟温病粉身方：芎䓖、白芷、藁本三物等分，下筛内粉中。以涂粉于身，大良。"

《孝慈备览》："扑身止汗法：麸皮、糯米粉二合，牡蛎、龙骨二两，共为极细末，以陈绢包裹，周身扑之，其汗自止。"

王文禄曰："大青龙，麻黄汤之变。治风寒外壅而闭热于经者，故加石膏于发汗药中，尤为峻剂。"

舒驰远曰："此汤麻、桂合用，是使桂因麻而入荣，麻亦藉桂而走卫，正合行其力，而非合施其用；甘草、杏仁缓阳热而利膈气；

生姜、大枣调荣卫而生津液；尤妙在石膏之辛甘大寒，解热生津，除烦躁而救里，达肌表而助汗，安内攘外胥赖之矣。”

王晋三曰：“麻黄、桂枝、越婢，互复成方。辛热之剂复以石膏变成辛凉，正如龙为阳体而变其用为阴雨也。方义专主泄卫，故不用芍药。欲其直达下焦，故倍加铢两。从卫分根本上泄邪，庶表里郁热之气倾刻致和。《内经》治远用奇方大制，故称大青龙。”

汪苓友曰：“或问病人同是服此汤，而汗多亡阳，一则厥逆筋惕肉瞤，一则恶风烦躁不得眠，二者之寒热迥然不同，何也？余答曰：一则病人脉微弱，汗出恶风，是阳气本虚也，故服之则厥逆而虚冷之证生焉；一则病人脉浮紧，发热汗不出而烦躁，是邪热本甚也，故服之则正气虽虚而邪热未除。且其厥逆之逆为重，以其人本不当服而误服之也；烦躁不得眠为轻，以其人本当服而过服之也。”

歌曰 geyue

项背强几几然，与葛根汤发汗安。

研读 yandu

本句概括了《伤寒杂病论》条文：“太阳病，项背强几几，无汗恶寒者，葛根汤主之。”

本条文言太阳伤寒，经输不利的证治。

条文大意：寒邪外感于表致太阳病，寒邪入于太阳经伤经络阳气，故太阳经循行的项背部强滞，呈欲伸而不能伸的强几几状态，甚至项背部强痛，寒邪郁闭腠理则无汗，邪伤表阳而恶寒者，葛根汤主之。

张令韶曰：“此病太阳之表，而涉于经输也。项背强几几者，邪入于输而经气不舒，欲伸而不能伸也。邪在于表，表气实，故无汗。邪入于经，经气虚，故恶风。葛根汤主之，葛根宣通经输以治内，麻黄开发毛窍以达外，桂枝和解肌腠以调中。内而经输，外而毛窍，中而肌腠，无所留滞，病自愈矣。”

顾尚之曰：“此亦痉证之轻者。上汗出恶风用桂枝汤加葛根，此以无汗而更加麻黄，仍不外表实、表虚两治法也。”

葛根汤方

葛根四两　麻黄三两（去节）　桂枝三两（去皮）　芍药二两　甘草二两（炙）　生姜三两（切）　大枣十二枚（擘）

上七味，以水一斗，先煮麻黄、葛根减二升，去上沫，内诸药煮取三升，去滓。温服一升，覆取微似汗。余如桂枝汤法将息及禁忌。诸汤皆仿此。

柯韵伯曰：“此开表逐邪之轻剂也。几几更甚于项强，而无汗不失为表实。脉浮不紧数，是中于鼓动之阳风，故以桂枝汤为主，而加麻黄以攻其表实也。葛根味甘气凉，能起阴气而生津液，滋筋脉而舒其牵引，故以为君；麻黄、生姜能开玄府腠理之闭塞，祛风而去汗，故以为臣；寒热俱轻，故少佐桂芍同甘枣以和里。此于麻桂二汤之间，冲其轻重，而为调和表里之剂也。葛根与桂枝同为解肌和里之剂，故有汗无汗，下利不下利，皆可用，与麻黄专于治表者不同。葛根为阳明经药，能佐麻黄而发表，佐桂枝以解肌。不须啜粥者，开其腠理而汗自出，凉其肌肉而汗自止。是凉散以祛风，不必温中以逐邪矣。”

歌曰 geyue

脉微弱此无阳，桂二婢一合成汤。

研读 yandu

本句概括了《伤寒杂病论》条文：“太阳病，发热恶寒，热多寒少，若脉微弱者，此无阳也，不可发汗；宜桂枝二越婢一汤。”

本条文言风寒犯表化热的证治。

条文大意：风寒犯表致太阳病，表邪与正气交争从热而化见发热，寒邪伤表故恶寒，且见热多寒少，脉应见浮缓大或浮紧大，若脉见微弱者，此为无阳气推动也，不可施以发汗法；发热恶寒，热多寒少，脉浮缓大或浮紧大，宜桂枝二越婢一汤。

刘昆湘曰："越婢，古汤名也；或古有越婢得疾以此治愈，因以名之。犹草之有寄奴也。"

《伤寒论浅注》："读方下所注，知仲景所用皆古方，真述而不作之圣也。"

黄竹斋曰："《湘古本》作：'太阳病，发热恶寒，热多寒少，宜桂枝二越婢一汤。若脉微弱者，此无阳也，不可发汗，宜当归四逆汤。'可从。太阳病，发热恶寒，热多寒少，故用越婢汤，清热以散寒，以其脉浮大，浮为风，大为虚，故倍桂枝汤，除风而补虚。二方合用，面面周到。"

刘昆湘曰："此示太阳外证有气强化热与血虚生燥之异，因对举而论辨之。如病在太阳，发热恶寒，热多寒少，外证无汗，脉浮而大，此阳邪偏盛于表，宜桂枝二越一汤，双解荣卫而清肌热。热多者，风重于寒，故治用复方而法有轻重。假令发热恶寒，无汗，热多寒少，脉象反见微弱，盖由素秉血虚，复加外风之感，血虚化燥故热多，气不布津故无汗。荣弱卫微，故不可发汗，更虚其表。无阳较亡阳之义为轻，亦阳气衰微之意，故用当归四逆汤益气生津，养荣通脉。方中用人参、附子二味，寒无发阳之虑，温肾免伤阴之弊。其在厥阴篇，主治脉细欲绝者，以脉细为阴气之衰，欲绝为阳气之脱。虽真气内微而客寒未解，是以补虚之中，仍佐祛邪之品，制方之妙义可深思。"

桂枝二越婢一汤方

桂枝（去皮） 芍药 麻黄 甘草（炙）各十八铢 大枣四枚（擘） 生姜一两二铢（切） 石膏二十四铢（碎，绵裹）

上七味，以水六升，先煮麻黄，去上沫，内诸药，煮取三升，去滓。温服一升，日三服。

林亿曰："今以算法约之，桂枝汤取四分之一，越婢汤取八分之一，合方。"

歌曰 geyue

阳脉涩阴弦乘，腹中急痛小建中。
服建中若不瘥，小柴胡汤是所赖。

研读 yandu

本句概括了《伤寒杂病论》条文："伤寒阳脉涩，阴脉弦，法当腹中急痛，先与小建中汤；不差者，与小柴胡汤。"

本条文言中阳弱者伤寒致腹痛的证治。

条文大意：中脏阳气素弱者伤于寒，因中脏阳气素弱致气虚血少，故浮取阳位脉见涩，又因中脏阳气素弱感寒后，致中气凝滞而沉取阴位脉见弦，按脉象法度应当有腹中急痛的症状，先与小建中汤建中焦之阳气；如补充中阳后还不差者，与小柴胡汤以枢转邪气外达。

黄竹斋曰："此节揭以伤寒，则必有头项强痛，发热恶寒、身疼痛等证。以其人素脏虚弱，故卒伤外寒，则阳脉涩阴脉弦，腹中急痛。治法以补虚温里建中为先，而不同于常人也。"

汪苓友曰："此条乃少阳病兼挟证之证。伤寒脉弦者，弦本少阳之脉，宜与小柴胡汤。兹但阴脉弦而阳脉则涩。此阴阳以浮沉言，脉浮取之则涩而不流利，沉取之亦弦而不和缓。涩主气血虚少，弦又主痛，法当腹中急痛。与建中汤者，温中补虚，缓其痛而兼散其邪也。先温补矣而弦脉不除，痛犹未止者为不差，此为少阳经有留邪也。后与小柴胡汤去黄芩加芍药以和解之。盖腹中痛亦柴胡证中之一候也。愚以先补后解，乃仲景神妙之法。”

魏念庭曰：“此条亦即太阳阳明诸篇里虚先治里之义也。”

小建中汤方

桂枝三两　芍药六两　甘草二两（炙）　生姜三两（切）　大枣十二枚（擘）　胶饴一升

上六味，以水七升，先煮五味，煮三升。去滓，内饴更上微火消解。温服一升，日三服。呕家不可用，以甜故也。

成无已曰：“脾者土也，应中央，处四脏之中，为中州，治中焦，生育荣卫，通行津液；一有不调，则荣卫失所育，津液失所行，必以此汤温建中脏，是以建中名焉。胶饴味甘温，甘草味甘平。脾欲缓，急食甘以缓之，建脾必以甘为主，故以胶饴为君，甘草为臣；桂味辛热，辛，散也，润也，荣卫不足，润而散之；芍药味酸微寒，酸，收也，泄也，津液不逮，收而行之，是以桂、芍为佐；生姜味辛温，大枣味甘温，胃者卫之源，脾者荣之本，《黄帝针经》曰‘荣出中焦，卫出上焦’是矣。卫为阳，不足者益之必以辛，荣为阴，不足者补之必以甘，辛甘相合，脾胃建而荣卫通，是以姜、枣为使。”

张令韶曰：“桂枝辛走气，芍药苦走血，故易芍药为君，加胶饴以建中胃。建中者，建立其中也。以经隧之血脉，皆中胃之所生也。”

《伤寒辑义》：“药力和缓，故曰小尔。”

《内台方议》：“桂枝汤中桂枝、芍药等分，以芍药佐桂枝而治卫气也；建中汤芍药多半而桂枝减少，以桂枝佐芍药而益其荣气也。”

《苏沈良方》：“此药治腹痛如神。然腹痛按之便痛，重按却不甚痛，此止是气痛；重按愈痛而坚者，当自有积也。气痛不可下，下之愈甚，此虚寒证也。此药偏治腹中虚寒，补血尤止腹痛。”

歌曰 geyue

胸中热胃邪张，腹痛欲呕黄连汤。

研读 yandu

本句概括了《伤寒杂病论》条文："伤寒，胸中有热，胃中有邪气，腹中痛，欲呕者，黄连汤主之。"

本条文言太阳伤寒入少阳呈上热中寒分踞的证治。

条文大意：太阳伤寒，邪渐入半表半里之少阳，少阳者，三焦部位之术语。邪犯横膈膜以上之上焦化热见胸中有热，膈下脐上之中焦胃中有寒邪之气，连及脐下少腹之下焦因寒则腹中痛，少阳三焦之气逆于上、中、下之间，欲从枢转而出故欲呕者，黄连汤主之。

成无己曰："湿家下后，舌上如胎者，以丹田有热，胸上有寒，是邪气入里，而为下热上寒也。此伤寒邪气传里而为下寒上热也。胃中有邪气，使阴阳不交，阴不得升而独治于下。为下寒腹中痛；阳不得降而独治于上，为胸中热，欲呕吐。与黄连汤升降阴阳之气。"

《宣明论》："腹痛、欲呕吐者，上热下寒也。以阳不得降而胸热欲呕，阴不得升而下寒腹痛，是升降失常也。"

柯韵伯曰："此亦柴胡加减法也。表无热，腹中痛，故不用柴、芩。君黄连以泻胸中积热，姜、桂以驱胃中寒邪，佐甘、枣以缓腹痛，半夏除呕，人参补虚，虽无寒热往来于外，而有寒热相持于中，仍不离少阳之治法耳。此与泻心汤大同，而不名泻心者，以胸中素有之热，而非寒热相结于心下也。看其君臣更换处，大有分寸。"

黄连汤方

黄连三两　甘草三两（炙）　干姜三两　桂枝三两　人参二两　半夏半升（洗）　大枣十二枚（擘）

上七味，以水一斗，煮取六升，去滓，温服一升，日三服，夜三服。

徐忠可曰："黄连合半夏清热而降逆，干姜同桂枝温胃而散寒，参、枣、甘草为维持调护之主。"

费晋卿曰："变姜连泻心之法而为升降阴阳之法。寒热并用，补散兼行，和法之最佳者。"

歌曰 geyue

无大热口燥渴，心烦白虎加参酌。

研读 yandu

本句概括了《伤寒杂病论》条文：“伤寒，无大热，口燥渴，心烦，背微恶寒者，白虎加人参汤主之。”

本条文言太阳伤寒入里化热伤及气津的证治。

条文大意：太阳伤寒，太阳之标热合阳明燥气，热盛于内，而表反无大热，热伤气津见口燥渴，热扰则心烦，太阳循于背，阳明循于腹，热俱并于阳明，阳明实而太阳虚，见背微恶寒者，白虎加人参汤主之。

尤在泾曰：“无大热，表无大热也。口燥、心烦，里热极盛也。背微恶寒，与时时恶风同意，盖亦太阳经邪传入阳明胃腑，熏蒸焦膈之证，故宜白虎加人参以彻热而生津也。”

钱天来曰：“此条之背恶寒，口燥渴而心烦者，乃内热生外寒也，非口中和之背恶寒可比拟而论也。”

张钱塘云：“邪之中人，必先于皮毛，次入于肌，次入于络。肺主皮毛，脾主肌，阳明主络。太阳病气在于皮毛，即内合于肺，故麻黄汤所以利肺气；在于肌，即内合于脾，故桂枝汤、越婢汤所以助脾气；在于络，即内合于阳明，故白虎汤所以清阳明之气。然均谓之太阳病者，以太阳为诸阳主气，皮毛肌络皆统属于太阳也。”

白虎加人参汤方

知母六两　石膏一斤（碎，绵裹）　甘草二两（炙）　粳米六合　人参三两

上五味，以水一斗，煮米熟汤成，去滓。温服一升，日三服。

柯韵伯曰：“外邪初解，结热在里，表里俱热，脉洪大，汗大出，大烦、大渴，欲饮水数升者，是阳明无形之热。此方乃清肃气

分之剂也。石膏辛寒，辛能解肌热，寒能胜胃火，寒性沉降，辛能走外，两擅内外之能，故以为君。知母苦润，苦以泻火，润以滋燥，故以为臣，用甘草、粳米调和于中宫，且能土中泻火，作甘稼穑；寒剂得之缓其寒，苦药得之平其苦，使沉降之性皆得留连于味也。得二味为佐，庶大寒之品无伤损脾胃之虑也。煮汤入胃，输脾归肺，水精四布，大烦大渴可除矣。白虎为西方金神，取以名汤，秋金得令而炎暑自解矣。更加人参以补中益气而生津，协和甘草粳米之补，承制石膏知母之寒，泻火而土不伤，乃操万全之术者。陶氏以立夏后立秋前，天时不热为拘，误人最甚。乌知方因证立，非为时用药也。”

吕茶村曰：“经文于白虎汤证，并无一言及渴，而加人参方中，或曰口燥渴，或曰大烦渴，或因渴欲饮水数升，此多得之汗吐下后，内热未除，胃液垂涸，故加人参于白虎汤中。是移清金涤热之功，转而为益胃滋干之用，庶几泻子实而补母虚，两收其利。”

《兰室秘藏》：“膈消者，舌上赤裂，大渴引饮。”

《逆调论》云：“心移热于肺，传为膈消者也。白虎加人参汤主之。”

歌曰 geyue

脉浮滑里有热，表无寒证白虎雪。

研读 yandu

本句概括了《伤寒杂病论》条文：“伤寒，脉浮滑，此以里有热，表无寒也，白虎汤主之。”

该条文在通行的宋版《伤寒论》中为“伤寒，脉浮滑，此以表有热，里有寒，白虎汤主之。”黄竹斋校订白云阁版《伤寒杂病论》条文中记为上文，较宋版条文文意更为通达。

本条文言里有热表无寒的证治。

条文大意：因外邪引起的伤寒，症见脉浮取即见滑，此以里有盛热，表无阴寒也，以辛凉清热的白虎汤主之。

黄竹斋曰："此节云伤寒则必有头项强痛、发热等表证，诊其脉浮而按之滑，滑则过于流利无至数之象，其为非常之热证脉矣，故曰此以里有热，与厥阴篇'伤寒脉滑而厥者，里有热也'之意同。然必审其表无寒，知邪热尽入于里，乃与白虎汤主之以急救其焚。要知此节与下节皆救伤寒病危脉之权变法也。"

《和剂局方》："条文言里有热表无寒的证治。"

程知曰："滑则里热，云浮滑则表里俱热矣，大热之气得辛凉而解，犹之暑暍之令得金风而爽，故清凉之剂以白虎名之。"

柯韵伯曰："此论脉而不及证，因有白虎汤证而推及其脉，只据脉而不审其证，虽表里并言而重在里热，所谓热结在里，表里俱热者也。"

沈芊绿曰："发热无汗，口燥渴，心烦，舌上干燥，欲饮水数升，大便秘，皆白虎汤证也，皆应得此脉。"

白虎汤方

知母六两　石膏一斤（碎，绵裹）　甘草二两（炙）　粳米六合

上四味，以水一斗，煮米熟汤成，去滓。温服一升，日三服。

《医方集解》："白虎汤通治阳明病，脉洪大而长不恶寒，反恶热，头痛，自汗，口渴，舌胎，鼻干，不得卧。"

歌曰 geyue

脉结促心动悸，炙甘草汤复脉急。

研读 yandu

本句概括了《伤寒杂病论》条文"伤寒，脉结代，心动悸者，

炙甘草汤主之。”

本条文言心气血虚的证治。

条文大意：因外邪引起的伤寒，或因素体虚弱，或因汗吐下伤正，导致心气血虚症见脉结代，心动悸者，炙甘草汤主之。

高士宗曰：“因内伤而伤寒者，病之至重者也，有性命之虞。治法以温补元气为主，毋发散虚其经脉，毋消导耗其中土，毋寒凉损其阳和。虽有外证，必察其内；察内者，探本澄源之大道，舍轻从重之至理也。”

刘昆湘曰：“本条冠伤寒者，此示病由外感而起，必曾经医汗，吐，或下，今转脉象结促，心中动悸。结为其象结塞，促为其势上击。乍结则脉血凝泣而阴枯，乍促则脉气逆冲而阳动，此心肾不交之正象也。交通心肾，责在脾土，脾阴伤而内急，遂致中枢不转，湿土燥化，令肾水无以上升，肺津不能下布，阴伤水亏，阳越失下济之用，故效象如此。本方君炙草缓脾阴之急，重地黄滋肾水之枯，麦冬、麻仁清肺而润肠，桂枝、阿胶通脉以生血，人参以补真精，生姜以宣胃气，大枣调合中府。用清酒和水同煎，开闭塞，通经络，助药力运行不滞。一名复脉汤者，明治效，在复脉道之流转也。”

尤在泾曰：“脉结代者，邪气阻滞而荣卫涩少也；心动悸者，神气不振而都城震动也。是有邪气而攻取之，法无所施矣。故宜人参、姜、桂以益卫气，胶、麦、麻、地、甘、枣以益荣气，荣卫既充，脉复神完而后从而取之，则无有不服者矣。此又扩建中之制，为阴阳并调之法如此。”

炙甘草汤方

甘草四两（炙） 生姜三两（切） 人参二两 地黄半斤 桂枝三两 麦门冬半升 阿胶二两 麻仁半升 大枣十二枚（擘）

上九味，以清酒七升，水八升，先煮八味取三升，去滓，内胶，烊消尽。温服一升，日三服。

张路玉曰：“津液枯槁之人，宜预防二便秘涩之虞。麦冬、生地薄滋膀胱之化源，麻仁、阿胶专主大肠之枯约，免致阴虚泉竭，火燥血枯，此仲景救阴退阳之特识也。”

《伤寒辑义·名医别录》：“甘草通经脉，利血气。《证类本草·伤寒类要》治伤寒心悸，脉结代者，甘草二两，水三升，煮一半，服七合，日一服。由是观之，心悸、脉结代，专主甘草，乃是取乎通经脉、利血气，此所以命方曰炙甘草汤也。”

歌曰 geyue

病头痛身体痛，发热脉沉四逆用。

研读 yandu

本句概括了《伤寒杂病论》条文：“病发热头痛，脉反沉，若不差，身体疼痛，当救其里，宜四逆汤。”

本条文言真寒假热的证治。

条文大意：一般病状见发热头痛，病在表，则脉宜浮；今见脉反沉，此正气内虚，若已发汗仍不差，身体疼痛不缓解，那么发热为外发之假阳，脉沉为正气内虚，为真寒假热之危候，当救其里，宜四逆汤。

程郊倩曰：“病发热头痛，太阳表证也。脉反沉，阴经里脉也。阳病见阴脉，由其人里气素虚素寒，邪虽外侵，正难内御，切不可妄从表治，须静自候其自差。若不差而更加身体疼痛，知寒从内转。此时不温其里，六七日传之少阴经时，必成厥逆亡阳之变，温之无及矣。故舍证从脉，用四逆汤救里。不当因发热头痛，迟疑瞻顾也。此证乃太阳中之少阴，麻黄附子细辛汤条乃少阴中之太阳。究竟二证皆是发于阳而病在阴，故皆阳病见阴脉。”

屠俊夫曰：“沉为在里，非表剂所能解，必用四逆以温中助阳，通关节，宣脉络，则救里之中即寓解表之意，而发热恶寒，身体疼痛自除矣，非专治内而不治外也。”

黄竹斋曰："此节乃表里皆寒之证，然反不恶寒何也？盖恶寒者，以素本不寒，而外伤于寒，气不相投，故恶之也。若素内寒，复外伤于寒，气自相合，故反不恶寒。故四逆汤证，除霍乱为卒病外，皆不言恶寒也。"

四逆汤方

人参二两　甘草二两（炙）　干姜一两半　附子一枚（生用去皮，破八片）

上四味，以水三升，煮取一升二合，去滓。分温再服。强人可大附子一枚，干姜三两。

刘昆湘曰："四逆汤通行本缺人参。观于茯苓四逆汤，但云加茯苓，不云加参；知本方固当有人参，非人参合姜附，不足以救阴阳之两亡也。"

成无己曰："《内经》曰：'寒淫于内，治以甘热。'又曰：'寒淫所胜，平以辛热。'甘草姜附相合，为甘温大热之剂，乃可发散阴阳之气。"

庞安常曰："凡厥通用四逆汤，谓其脉浮迟，或微，或细，或沉，皆属里有寒也。"

喻嘉言曰："四逆汤治三阴经证，四肢厥冷，虚寒下利，急温其里之总方。"

张路玉曰："此汤通治三阴脉沉、恶寒、手足逆冷之证，故取附子之生者，上行头项，外彻肌表，以温经散寒。干姜亦用生者，以内温脏腑。甘草独用炙者，以外温荣卫，内补中焦也。"

钱天来曰："四逆汤者，所以治四肢厥逆而名之也。以甘草为君者，以甘和而性缓，可缓阴气之上逆。干姜温中，可以救胃阳而温脾土；即所谓四肢皆禀气于胃而不得至经，必因于脾乃得禀焉，此所以脾主四肢也。附子辛热，直走下焦，大补命门之真阳，故能治下焦逆上之寒邪，助清阳之升发而腾达于四肢，则阳回气暖，而四肢无厥逆之患矣。"

《三因方》："四逆汤治少阴伤寒，自利不渴，呕哕不止；或吐利俱发，小便或涩或利，或汗出过多，脉微欲绝，腹痛胀满，手足逆冷，及一切虚寒厥冷。凡病伤寒有此证，皆由阳气虚，里有寒；虽更觉头痛体疼，发热恶寒，四肢拘急，表里悉具者，不可攻表，宜先服此药，以助阳救里。又治寒厥，或表热里寒，下利清谷，食入即吐；或干呕，或大汗、大吐、大下之后，四肢冰冷，五脏拘急，举体疼痛，不渴，脉沉伏者。"

歌曰 geyue

若腹满发谵语，肝乘脾纵期门刺。

研读 yandu

本句概括了《伤寒杂病论》条文："伤寒腹满谵语，寸口脉浮而紧，此肝乘脾也，名曰纵，刺期门。"

本条文言肝旺乘脾的证治。

条文大意：伤寒太阴病见腹满、阳明病见谵语，取之寸口，三部脉见浮而紧，即弦脉，弦为肝脉，此为肝旺乘脾也，肝旺侮其所胜，直犯脾土，名之曰纵，宜刺期门二穴，以制其纵。

张隐庵曰："伤寒腹满，病在脾也。谵语者，脾是动病上走于心，心气烦乱，故谵语也。辨脉篇：'脉浮而紧者，名曰弦也。'以脾土之病证，而见肝木之弦脉，此肝乘脾也。平脉篇曰：'水行乘火，木行乘土，名曰纵。'谓乘所不胜于己者，放纵而自如也。当刺肝之期门，以泻肝经之热。盖邪留于有形之脏腑者，当以经取之也。"

《金鉴》曰："伤寒脉浮紧，太阳表寒证也。腹满谵语，太阴阳明里热也。欲从太阳而发汗，则有太阴阳明之里，欲从太阴阳明而下之，又有太阳之表，主治诚为两难。故不药而用刺法也。虽然太阴论中太阳表不解，太阴腹满痛。而用桂枝加大黄汤亦可法也。"

《总病论》："期门穴，直乳下，当腹傍近胁骨是穴，针入一寸。刺期门之法，须待脉弦或浮紧，刺之必愈。余刺之不差，以正取肝之邪故也。"

歌曰 geyue

渴饮水腹满吟，肝乘肺横针期门。

研读 yandu

本句概括了《伤寒杂病论》条文："伤寒发热，啬啬恶寒，大渴欲饮水，其腹必满；自汗出，小便利，其病欲解。此肝乘肺也，名曰横，刺期门。"

本条文言肝旺侮肺的证治。

条文大意：伤寒表证症见发热，啬啬恶寒，太阳主表，肺主皮毛亦主表。风邪化热，肺金受火克，故大渴欲饮水，饮水过多，肺不通调水道，故其腹必满；如自汗出则恶寒发热解，小便利则腹满减轻，肺气行其治节，则其病欲解。今有发热恶寒，大渴欲饮水，腹满，而无自汗，小便利，此为肝木风热反乘肺也，名之曰横，刺期门二穴，以平其横。

刘昆湘曰："发热，啬啬恶寒者，太阳伤寒之外证也。加大渴欲饮水，似已转属阳明。但转阳明则胃阳自盛，法当消水，今饮水而腹满者，乃胃弱水停，中见太阴之证，且转阳明当太阳已罢，今发热恶寒表证仍在，益知非阳明也。伤寒恶寒外当无汗，今乃自汗出，汗出者表寒当解，今复外恶寒。综上诸证，即非传经之邪，亦异合并之例，更参脉象，寸口浮而涩者，表有风而里有湿，关上弦急者，肝脉之效象也。平脉辨证，当为肝邪乘肺之候，肝热灼肺，故肺燥而大渴，渴暴多饮，因水停而腹满，此亦肝气实而肺脾两虚之候。独谓之乘肺者，以脾病腹满由于多饮。多饮由于肺燥，肺燥由于肝乘故也。用针法则但泻经热，不伤中腑。假令汤液施治，宜补脾肺以泻肝实。”

成无己曰：“刺期门以泻肝之盛气。肝肺气平，水散而津液得通，外自作汗出，内为小便不利而解也。”

章虚谷曰：“以上两条皆外邪而兼内脏之病，酷似阳明实证。最易误认，必当详审细辨也。”

歌曰 geyue

十三条皆非常，虚实寒热随证详。

研读 yandu

本句概括了在《伤寒杂病论》太阳篇中，中风、伤寒二病以解肌发汗为风寒正治之法，桂枝汤治中风之属虚者与麻黄汤治伤寒之属实者均为正治之法。太阳篇中原得之病与正治之法有十三条，其余皆斡旋救逆法。相应条文如下：

（1）太阳中风，阳浮而阴弱。阳浮者，热自发，阴弱者，汗自出；啬啬恶寒，淅淅恶风，翕翕发热，鼻鸣干呕者，桂枝汤主之。

（2）太阳病，头痛，发热，汗出，恶风，桂枝汤主之。

（3）太阳病，下之后，其气上冲者，可与桂枝汤，方用前法。若不上冲者，不可与之。

（4）太阳病，初服桂枝汤，反烦不解者，先刺风府、风池，却与桂枝汤。

（5）太阳病，外证未解，脉浮弱者，当以汗解，宜桂枝汤。

（6）太阳病，外证未解，不可下也，下之为逆，欲解外者，宜桂枝汤。

（7）太阳病，先发汗不解，而复下之，脉浮者，不愈。浮为在外，而反下之，故令不愈。今脉浮，故知在外，当须解外则愈，宜桂枝汤。

（8）太阳病，发热汗出者，此为荣弱卫强，故使汗出。欲救邪风者，宜桂枝汤。

（9）太阳病，头痛发热，身疼腰痛，骨节疼痛，恶风，无汗而喘者，麻黄汤主之。

（10）太阳病，十日已去，脉浮细而嗜卧者，外已解也。设胸满胁痛，与小柴胡汤；脉但浮者，与麻黄汤。

（11）太阳病，脉浮紧，无汗，发热，身疼痛，八九日不解，表证仍在，此当发其汗。服药已微除，其人发烦，目瞑，剧者必衄，衄乃解，所以然者，阳气重故也。麻黄汤主之。

（12）太阳病，得之八九日，如疟状，发热，恶寒，热多，寒少，其人不呕，清便欲自可，一日二三度发，脉微缓者，为欲愈也；脉微而恶寒者，此阴阳俱虚，不更发汗、更吐、更下也；面色反有热色者，未欲解也，以其不能得小汗出，身必痒，宜桂枝麻黄各半汤。

（13）太阳病，服桂枝汤后，大汗出，脉洪大者，与白虎汤；若形似疟，一日再发者，宜桂枝二麻黄一汤。

歌曰 geyue

太阳病发热渴，不恶寒为温病确。

研读 yandu

本句概括了《伤寒杂病论》条文："太阳病，发热而渴，不恶寒者，为温病。若发汗已，身灼热者，名风温。风温为病，脉阴阳俱浮，自汗出，身重，多眠睡，鼻息必鼾，语言难出。若被下者，小便不利，直视失溲；若被火者，微发黄色，剧则如惊痫，时瘛疭，若火熏之，一逆尚引日，再逆促命期。"

本条文言温病之提纲。

条文大意：见脉浮，头项强痛的太阳病，但发热较重而见口渴明显，不恶寒者，为温病。若用风药发汗已，虽汗出但身不静凉，身灼热者，为风药所以故名风温。这种汗伤津的风温为病，脉阴阳俱浮，自汗出，热在骨故身重，热入阴分故神昏多眠睡，热壅于肺则鼻息必鼾，热壅于心则语言难出。若被误下者，津液竭于下而小便不利，津液竭于上目系紧急而直视、肾气将绝不能约束太阳之气而失溲；若更被火灸或火针者，以热攻热，皮肤微发黄色，剧则热亢攻心如惊痫，热极生风时瘈疭，皮肤若火熏之，一次被汗、下、水逆治尚可延引时日，再次逆治促命期。

黄竹斋曰："温病所以别于中风、伤寒，示人以辨证之大法，并申明汗下火三禁误治之坏病。此之风温，乃温病误汗之变证，与温病篇其人素有热更伤于风之风温，名同因异。以另有温病脉证并治篇，故于此不出方，所以严界限也。"

陈修园曰："太阳病之即发者，有中风、伤寒之异；至于不即发者，《内经》谓'冬伤于寒，春必病温'，为伏邪蕴酿成热，邪自内出，其证脉浮，头项强痛，故亦谓之太阳病。但初起即发热而渴不恶寒者，须于中风、伤寒外，区别为温病，治宜寒凉以解散，顺其性以导之，如麻杏甘石汤之类。"

程郊倩曰："太阳初得之日，即发热而渴不恶寒者，因邪气早已内蓄，其外感于太阳，特其发端耳，其内蓄之热，固非一朝一夕矣。盖自冬不藏精而伤于寒时，肾阴已亏，一交春阳发动，即病未发，而周身经络已莫非阳盛阴虚之气所布护。所云至春为温病者，盖从其胚胎之也，今则借衅于太阳病，而发热而渴不恶寒之证，遂从内转耳。温病之源头，只是阴虚而津液少，汗下温针，莫非亡阴夺津液之治，故俱属大忌。此证初治，可用辛凉治标，一经汗下后，芩连栀膏只增其热，须救肾水为主。冬时伤肾，则寒水被亏，是温病源头，误治温病而辛温发散，是风温源头。风温即温病之变证，非温病外又有风温也。未发汗，只是温，发汗已，身灼热，则温病为风药所坏，遂名风温。以内蕴之热，得辛温而益助其炎炽也。阴阳俱浮者，自里达表，数急脉中更增其洪盛也。自汗出者，火热熏蒸而透出肌表也。伤寒烦，汗出则解。温病得之，误汗，热闷转增。身重，多眠睡、息必鼾、语言难出者，热盛于经则伤气，故气滞神昏而络脉壅也。被下者，阴虚重，泄其阴。小便不利，直视失溲者，水亏荣竭而肾气不藏也。被火者，火盛重壮其火，微发黄色者，两阳熏灼致脾阴不守而土气外见也。剧则如惊痫，时瘈疭者，阳气根于阴，静则神藏，躁则消亡，亡则精不能养神，柔不能养筋也。若火熏之者，对微发黄色言，黄而加黑，津血为火热汉枯也。凡此皆温病中之坏病，变证如此，视夫发热而渴不恶寒之初证，吉凶顺逆，何啻天渊。一逆者，若汗、若下、若火也。再逆者，汗而或下，下而或火也。温乃阳盛阴虚之病，一逆已令阴竭，况再逆乎？甚矣！温热病不同风寒治也。"

浅田栗园："失溲，即失屎也，溲本屎尿之通称。仓公传曰：'使人不得前后溲'；又曰：'难于大小溲，可以证焉'"。

成无己曰："瘈者筋急而缩也，疭者筋缓而伸也。或伸缩而不止者，瘈疭也，俗称搐搦。"

柯韵伯曰："此条不是发明《内经》冬伤于寒，春必病温之义，乃概言太阳温病之证如此，若以春温释之，失仲景之旨矣。夫太阳一经，四时俱能受病，不必于冬；人之温病，不必因于伤寒，且四时俱能病温，不必于春。推而广之，则六经俱有温病，不独太阳一经也。"

歌曰 geyue

宜凉解忌热药，麻杏石甘汤最合。

研读 yandu

本句言太阳温病的总治法为凉解，忌用热性药物，麻杏石甘汤是一个较好的选方。

麻杏石甘汤

麻黄四两（去节）　杏仁五十个（去皮尖）　甘草二两（炙）　石膏半斤（碎、绵裹）

上四味，以水七升，先煮麻黄减二升，去上沫，内诸药，煮取二升，去滓，温服一升。日再服。

《衷中参西录》：“麻杏石甘汤为治温病初得之的方。凡新受外感，作喘嗽，由于风热者，皆可用之。”

《千金方》：“四物甘草汤，治伤寒发热，汗出而喘，无大热。”（即本方）

《张氏医通》：“冬月咳嗽，寒痰结于咽喉，语声不出者，此寒气客于会厌，故卒然而喑也，麻杏石甘汤。”

《类聚方广义》：“麻杏石甘汤，治喘咳不止，面目浮肿，咽干口渴，或胸满者。又治哮喘胸中如火，气逆涎潮，大息呻吟，声如拽锯，鼻流清涕。”

《仁斋直指附遗》：“五虎汤，治喘急痰气，于本方加细茶。”

歌曰 geyue

证治条原书佚，罗本流传始详悉。

研读 yandu

本句言温病的证治条文随着《伤寒杂病论》原书散失而佚失，罗哲初传承的《十二稿伤寒杂病论》使长沙遗文重光于世，佚失的证治条文才开始被详细地获知。

东汉末年，大疫流行，生灵涂炭。医圣仲景感往昔之沦丧而怀悲天悯人之心，伤横天之莫救而立济世救民之志，潜心医学而勤求古训博采众方，并理论联系实际平脉辨治，撰著炳耀千秋之医学巨典《伤寒杂病论》，钤治百病以三阳三阴，开辨证论治之先河，融理法方药于一体，为医林之正宗。张仲景道赞三皇德侔孔孟，仁被万世教垂无穷，为中华民族乃至世界人民的繁衍昌盛立下了“馨香百代，勋泽千秋”的不朽功绩。

然而由于当时诸侯争雄，战火迭起，仲景书稿几经兵燹，几番播迁，几次增删，几许抄刻，原书散失。迨至北宋仁宗之朝，林亿等奉命校正医书时，在前人收录基础上将伤寒内容剪辑点校后命之曰“伤寒论”，有关杂病部分名曰“金匮方论”。从此伤寒杂病两相分离，与《伤寒杂病论》原貌相去甚远，真仲景学术的千古遗憾。

至民国黄竹斋怀为生民立命之心，立为往圣传绝学之志，遍寻仲景遗书于当世，历经万苦寻得《十二稿伤寒杂病论》。该书系1864年自称张仲景四十六世孙张学正（字绍祖）将其家藏张仲景《伤寒杂病论》第十二稿手抄本，计四册，十六卷，授于门人桂林医家左盛德先生。1894年左氏又将该书授于门人桂林名医罗哲初先生，1934年罗氏再将此书授予长安医家黄竹斋。经黄竹斋先生校刊后，1939年由陕西辛亥革命将领张钫捐资始刻木版，公诸于世。1981年12月15日该本木刻原版再由黄竹斋门人陕西中医研究院院长著名中医学家米伯让研究员，据其师黄竹斋先生遗愿，无偿捐献于仲景故里南阳医圣祠。由是久湮人间之秘籍得以流通，医圣济世之真传赖其不坠，千余年承讹袭谬之刊本有所订正。

罗哲初传《十二稿伤寒杂病论》之《温病脉证并治》篇：

“温病有三，曰春温、曰秋温、曰冬温，此皆发于伏气。夏则病暑，而不病温。

冬伤于寒，其气伏于少阴，至春发为温病，名春温。

夏伤于湿，其气伏于太阴。至秋燥乃大行，发为温病，名曰秋温。

气不当至而至，初冬乃大寒，燥以内收，其气伏于厥阴。冬至后天应寒而反温，发为温病，名曰冬温。

春秋病温此其常，冬时病温此其变。冬时应寒而反大温，此非其时而蓄其气，及时不病，至春乃发，名曰大温。此由冬不藏精，气失其正，春时阳气外发，二气相搏，为病则重。医又不晓病源，为治乃误，尸气流传，遂以成疫。

病春温，其气在上，头痛、咽干、发热、目眩，甚则谵语，脉弦而急，小柴胡加黄连牡丹汤主之。

小柴胡加黄连牡丹汤方

柴胡半斤　大黄三两　人参三两　栝蒌根四两　黄连三两　牡丹皮四两　甘草三两（炙）　生姜三两　大枣十二枚（擘）

上九味，以水一斗二升，煮取三升，去滓。温服一升，日三服。

病秋温，其气在中，发热口渴，腹中热痛，下利便脓血。脉大而短涩，地黄知母黄连阿胶汤主之；不便脓血者，白虎汤主之。

地黄知母黄连阿胶汤方

地黄八两　知母四两　黄连三两　阿胶二两

上四味，以水一斗，先煮三味取三升，去滓，内胶烊消。温服一升，日三服。

病冬温，其气在下，发热、腹痛引少腹，夜半咽中干痛，脉沉实时而大数，石膏黄连黄芩甘草汤主之；不大便六七日者，大黄黄芩地黄牡丹汤主之。

石膏黄连黄芩甘草汤

石膏半斤（碎，绵裹）　黄连三两　黄芩四两　甘草二两

上四味，以水一斗，煮取三升，去滓。温服一升，日三服。

大黄黄芩地黄牡丹汤方

大黄四两　黄芩三两　地黄四两　牡丹皮三两

上四味，以水一斗二升，煮取二升，去滓，分温三服。大便利，止后服。

病温，头痛，面赤，发热，手足拘急，脉浮弦而数，名曰风温，黄连黄芩栀子牡丹芍药汤主之。

黄连黄芩栀子牡丹芍药汤方

黄连三两（湘本作防风）　黄芩三两　栀子十四枚（擘）　牡

丹三两 芍药三两

上五味，以水六升，煮取三升，去滓。温服一升，日三服。

病温，其人素有湿，发热，唇焦，下利，腹中热痛，脉大而数，名曰湿温，猪苓加黄连牡丹汤主之。

猪苓加黄连牡丹汤方

猪苓一两 茯苓一两 阿胶一两 泽泻一两 滑石一两 黄连一两 牡丹一两

上七味，以水四升，先煮六味取二升，去滓。纳胶烊消，分温再服。

病温，舌赤，咽干，心中烦热，脉急数，上寸口者，温邪干心也，黄连黄芩阿胶甘草汤主之。

黄连黄芩阿胶甘草汤方

黄连一两 黄芩一两 阿胶一两 甘草一两（湘本无）

上四味，以水一斗，先煮三味取四升，去滓，纳胶烊消，分温三服。

病温，口渴，咳嗽不止，脉浮而数大，此温邪乘肺也。黄芩石膏杏子甘草汤主之。

黄芩石膏杏子甘草汤方

黄芩三两 石膏半斤（碎） 杏仁十四枚（去皮、尖） 甘草一两（炙）（湘本无）

上四味，以水五升，煮取三升，去滓，温服一升，日三服。

病温，发热，腰以下有水气。甚则少腹热痛，小便赤数，脉急而数，下尺中者，此温邪移肾也，地黄黄柏秦皮茯苓泽泻汤主之。

地黄黄柏秦皮茯苓泽泻汤方

地黄六两 黄柏三两 秦皮二两 茯苓三两 泽泻一两

上五味，以水八升，煮取三升，去滓，温服一升，日三服。

病大温，发热，头晕目眩，齿枯唇焦，谵语，不省人事，面色乍青乍赤，脉急大而数者，大黄香蒲汤主之。若喉闭难下咽者，针少商令出血；若脉乍疏乍数，目内陷者死。

大黄香蒲汤方

大黄四两 香蒲一两 黄连三两 地黄半斤 牡丹皮六两

上五味，以水一斗，煮取六升，去滓，温服一升，日三服。

温病，下之大便溏，当自愈。若下之利不止者，必腹满，宜茯苓白术甘草汤。

茯苓白术甘草汤方

茯苓四两　白术三两　甘草一两（炙）

上三味，以水八升，煮取三升，去滓，温服一升，日三服。

风温者，因其人素有热，更伤于风，而为病也。脉浮弦而数，若头不痛者，桂枝去桂加黄芩牡丹汤主之。若伏气病温误发其汗，则大热烦冤，唇焦目赤，或衄或吐，耳聋，脉大而数者，宜白虎汤；大实者，宜承气辈；若至十余日则入于里，宜黄连阿胶汤。何以知其入里，以脉沉而数，心烦不卧，故知之也。

桂枝去桂加黄芩牡丹汤方

芍药三两　甘草二两（炙）　生姜三两（切）　大枣十二枚（擘）　黄芩三两　牡丹皮三两

上六味，以水八升，煮取三升，去滓，温服一升，日三服。

黄连阿胶汤方见少阴病。

病温治不得法，留久移于三焦。其在上焦，则舌蹇神昏，宜栀子汤；其在中焦，则腹痛而利，利后腹痛，唇口干燥，宜白虎加地黄汤；其在下焦，从腰以下热，齿黑咽干，宜百合地黄牡丹半夏茯苓汤。

栀子汤方

栀子十六枚（擘）　黄芩三两　半夏半升　甘草二两

上四味，以水四升，先煮栀子取二升半，去滓，内三味煮取一升，去滓，分温再服。

白虎加地黄汤方

白虎汤加地黄六两，煎服法同白虎汤。

百合地黄牡丹半夏茯苓汤方

百合七枚（擘）　地黄汁一升　牡丹皮六两　半夏一升　茯苓四两

上五味，先以水洗百合渍一宿，当白沫出，去其水，别以水二升，煮取一升，去滓；别以泉水四升，煮三味取二升，去滓；内地黄汁，与百合汁，更上火令沸，温服一升，日三服。”

对以上罗哲初传《十二稿伤寒杂病论》之《温病脉证并治》篇的纪述，黄竹斋评曰：“吴鞠通《温病条辨》以温病证治分属上、中、下三焦立说，与此节所言病温，治不得法，留久移于三焦，其义不同。而此篇所论温病，乃天行之常气，与《素问》遗篇刺法论所云：‘五疫之至，皆相染易，无论大小，病状相似，其邪由五尸所化，发生于刀兵、水火、饥饿、大劫之后。乃天地恶厉之气，每由鼻口直中脏腑，而为咽喉痛吐脓血，或霍乱下血等证。’其病原菌随时代人事物质之变迁而异，非可以常理论治也。然仲景明言建安纪元以来，犹未十稔，死亡者三分有二，伤寒十居七，是伤寒即包括瘟疫也。盖百病之生不出六经，治法自有在其中矣。苟能神而明之，变而通之，斯无不可治之病矣。”

歌曰 geyue

温病因伏气发，太阳篇中不掺杂。
风与寒二大纲，温痉湿热杂病详。

研读 yandu

本句从罗哲初传《十二稿伤寒杂病论》来看，仲景所谓太阳病者，其目有六：中风、伤寒、温病、痉病、中湿、中暍。以温为伏邪，痉为坏病，湿暍为雨旸之时疾。惟中风、伤寒为卒中之病，而无时不有，是以太阳篇中以二病为提纲，以解肌发汗为风寒正治之法。其他温痉湿热按杂病列有温病、伤暑、热病、湿病、伤燥病脉证并治专篇加以详细论述。

歌曰 geyue

六种病均发热，太阳病同证各别。

研读 yandu

本句概括了以“脉浮，头项强痛而恶寒”为主症的太阳病有六种疾病：中风、伤寒、温病、痉病、中湿（湿痹）、中暍。这六种疾病主症虽同有发热，但因病因及患者素体不同，出现不同兼证和病机，如“太阳病，发热、汗出，恶风、脉缓者，名为中风。”“太阳病或已发热，或未发热，必恶寒，体痛呕逆，脉阴阳俱紧者，名曰伤寒。”“太阳病，发热而渴，不恶寒者，为温病。”“太阳病，发热，脉沉而细者，名曰痉。”“太阳病，关节疼痛而烦，脉沉而细者，此名湿痹。”“太阳中热者，暍是也，其人汗出恶寒，身热而渴。”

第三节 阳 明

歌曰 geyue

阳明病胃家实，外症自汗恶热具。

研读 yandu

本句概括了《伤寒杂病论》条文“阳明之为病，胃家实是也。”和“问曰：阳明病外证云何？答曰：身热，汗自出，不恶寒，反恶热也。”

“阳明之为病，胃家实是也。”是阳明病的总提纲。

条文大意：胃家表述病位指代上起口咽，下至肛门的谷道。黄竹斋曰：“阳明者，消化系统之符语，自口腔至肛门为广狭不同之长管，水谷入出之道路，于饮食有直接密切之关系者也。”实表述病根，致实之由，有实于病之先后之别、有外感邪热不得越而实者、有误治重亡津液而实者、有本经燥热而实者、有从它经转属而实者。黄竹斋又曰："其致病之因，虽有太、正、少之殊，然其为燥气太过而致病，可一言以蔽之，曰胃家实是也。此一节为阳明受病之总提纲，后凡言阳明病者，无论传属及自病，俱指胃家实言之。"

关于阳明病病因，黄竹斋曰："此节'胃家实'三字，统太、正、少之三因而言也。胃家，包括胃、小肠、大肠、胆、膀胱在内。犹《难经》云：'小肠谓赤肠，大肠谓白肠，胆者谓青肠，胃者谓黄肠，膀胱者谓黑肠之义也。'胃实，谓有宿食；肠实，谓有燥屎；胆实，为发黄；膀胱实，为小便不利。故诸证治法皆见此篇。太阳阳明者，以太阳病汗出不彻，或发汗，或吐，或下，或利小便，此皆亡阳明水谷之津液，致淋巴腺及脾脏膏膜燥灼，不能输小肠以胰液，其糟粕燥结，形小而硬，故不更衣无所苦，所谓脾约是也。正阳阳明者，消化系统之直接自病。《内经》曰：'阳明之上，燥气主之'燥气太过，则不大便，内实，腹满硬而痛，所谓胃家之邪气盛则实是也。少阳阳明者，以伏邪郁于少阳，失其和解，误发汗，或误利小便，致脏腑外之网膜干燥，不能输肠胃襞以血液，致肠胃中燥气太过，而少阳之郁热不解则烦，胃家邪气盛则实，其邪由少阳之半里排泄于阳明，故大便涩而难出是也。此节言阳明病有自病及太少二阳转属之三因，为一篇之提纲，以下乃分疏之。"

柯韵伯曰："阳明为传化之腑，当更实更虚，食入，胃实而肠虚，食下，肠实而胃虚，若但实不虚，斯为阳明之病根矣。胃实不是阳明病，而阳明之为病，悉从胃实上得来，故以胃家实为阳明一经之总纲也。然致实之由，最宜详审，有实于未病之先者；有实于得病之后者；有风寒外束热不得越而实者；有妄汗、吐、下，重亡津液而实者；有从本经热盛而实者；有从它经转属而实者。此只举其病根在实，而勿得以胃实即为可下之证。"

尤在泾曰："胃者汇也，水谷之海，为阳明之腑也。胃家实者，邪热入胃与糟粕相结而成实，非胃气自盛也。凡伤寒腹满，便闭，潮热，转失气，手足濈濈汗出等证，皆是阳明胃实之证也。”

程郊倩曰：“太阳之为病，多从外入，风寒等是病根，阳明之为病，多从内受，胃家实是病根。而燥之一字，则又胃家实之病根也。”

沈尧封曰：“此是阳明证之提纲。后称阳明病三字，俱有胃家实在内。”

成无己曰：“阳明胃也。邪自太阳经传之入腑者，谓之太阳阳明；邪自阳明经传入腑者，谓之正阳阳明；邪自少阳传之入腑者，谓之少阳阳明。”

章虚谷曰：“太阳阳明者，谓邪由太阳传入阳明，即化为热则不恶寒而反恶热也。脾主为胃行津液者也，胃家邪热盛，反约制其脾不得为胃行津液，故致燥渴便硬。如白虎汤滋其燥渴也，脾约丸通其燥结也。正阳阳明者，《内经》言邪中于面则下阳明。是阳明本经受邪，内及于腑，故名胃家实也。其邪初感，亦必有脉浮紧、恶寒等证。如下各条所叙者，但以阳明阳气盛而邪易化热，旋即不恶寒而反恶热，不同太阳之常恶寒、少阳之往来寒热也。少阳止宜和解，若发汗、利小便则徒伤津液而邪不解，因之转入阳明。津液伤则胃燥而烦，邪热内实则大便难也。此总名三阳经邪所以入胃之证，以下各条由此而生发也。”

张令韶曰：“盖太阳之津液生于胃腑水谷之津，太阳病若发汗，若下，若利小便，皆所以亡胃腑之津液也。津液亡，故胃中干燥，因而转属于阳明，遂不更衣。阳明内实大便难者，此太阳转属阳明而名阳明也。古人大便必更衣，故不更衣为不大便也。”

尤在泾曰：“胃者，津液之腑也。汗、下、利小便，津液外亡，胃中干燥，此时寒邪已变为热，热犹火也，火必就燥，皆以邪气转属阳明也。而太阳转属阳明，其端有二，太阳初得病时，发其汗，汗先出不彻，因转属阳明也，为邪气未尽而传，其病在经；此太阳病若汗，下，若利小便，亡津液，胃中干燥，因转属阳明者，为邪气变热而传，其病在腑也。此阳明受病之因也。”

陆九芝曰："阳明主津液所生病，病至阳明，未有不伤津液者，汗多亡阳，下多亡阴，皆谓亡津液，而欲保津液，仍在汗下之得其当。"

第二段条文言阳明病的外证表现。

条文大意。问曰：阳明病的外证云何？答曰：阳明病是由于外邪入里化热，邪热内结所致。热气向外散发则见身热，热迫津液外泄则见汗自出，体内热盛则不再厌恶寒凉，反而厌恶热也。

柯韵伯曰："阳明主里，而亦有外证者，有诸中而形诸外，非另有外证也。胃实之外见者，其身则蒸蒸热，里热炽而达于外，与太阳表邪发热者不同。其汗则濈濈然，从内溢而无止息，与太阳风邪为汗者不同。表寒已散，故不恶寒。里热闭结，故反恶热。只因有胃家实之病根，即见身热自汗之外证，不恶寒反恶热之病情。四证是阳明外证之提纲，故胃中虚冷，亦得称阳明病者，因其外证如此也。"

歌曰 geyue

若能食名中风，不食中寒实虚分。

研读 yandu

本句概括了《伤寒杂病论》条文："阳明病，若能食，名中风；不能食，名中寒。""阳明中风，口苦，咽干，腹满微喘，发热恶风，脉浮而缓；若下之，则腹满、小便难也。""阳明病，若中寒者，不能食，小便不利，手足濈然汗出，此欲作固瘕，必大便初硬后溏；所以然者，以胃中冷，水谷不别故也。"

上三句条文言阳明中风、伤寒的鉴别。

第一句条文大意：阳明受邪而病，若为风邪则因鼓动阳明阳气消谷而能食，名中风；若因为寒邪因闭拒阳明阳气而不能食，名中寒。

成无己曰："阳明病，以饮食别受风寒者，以胃为水谷之海，风为阳邪，阳邪杀谷，故中风者能食；寒为阴邪，阴邪不杀谷，故中寒者不能食。"

柯韵伯曰："此不特以能食不能食别风寒，更以能食不能食审胃家虚实也。要知风寒本一体，随入胃气而别。"

王朴庄曰："风之中面及膺者，中风也。风之从鼻入胃者，中寒也。其证皆胃家实，故曰阳明病也。不曰伤寒而曰中寒，明寒之不自表入也。"

第二句条文大意：阳明中风，中合于少阳则见口苦，咽干，与太阴为表里则见腹满微喘，外合于太阳则见发热恶风，脉浮而缓；若下之，则阳邪内陷中土而腹满、少阳之三焦失于决渎则小便难也。

陈修园曰："此言阳明之气不特与太阴为表里，抑且中合于少阳，外合于太阳也。"

刘昆湘曰："此示阳明经证亦有中风伤寒之辨。曰阳明中风者，言胃家本燥，外中于风。口苦咽干，证类少阳；腹满、脉浮而缓，证象太阴；发热、恶风、微喘，证似太阳。所以属阳明者，以胃实、大便难、脉大故也。以无头项、身体强痛，故不属太阳；以无目眩、往来寒热，故不属少阳；以无自利而复能食，故不属太阴。盖以胃气外布三焦，内溉腑脏，胃热浊升，津干燥化，咽路内焦，胆阳受灼，亦可见口苦、咽干之候。胃实而阳明内阖，津焦气阻，亦令腹满而兼微喘。以胃逆令肺失肃降，上迫为喘。但发热恶风，为在表之诊。脉浮而缓，举浮知风邪外鼓，按缓为胃气有余。不言汗出者，以阳明中风，法当无汗，与太阳中风自汗者不同。但宜从少阳阳枢以和表里，自濈然微汗而解。宜小柴胡汤加厚朴、杏仁，和其津液，降其逆气。若误认里实而早下之，则胃阳内陷，转系太阴，必腹满加甚。外邪陷而太阳之气随抑，膀胱无气以化，故小便难也。推此例以隅反，知阳明中风，法当治从少阳；少阴中风，法当从厥阴；太阴中风，法当治从太阳。又为活法中之定法矣。"

王肯堂曰："发热恶寒，表未解也，而误下之，则亡阴，亡阴则阳无以化，故腹满、小便难也。”

程知曰：“此言阳明兼有太阳、少阳表邪，即不可攻也。”

第三句条文大意：阳明病，若中寒者，阴寒过盛阻碍阳明本气燥热之化，则谷不消而不能食，水不化而小便不利，四肢为诸阳之末，胃阳虚而津液外泄而手足濈然汗出，此将欲作固瘕，燥气用事必大便初硬、寒气用事则后溏；所以然者，以胃中冷，水谷不能泌别故也。

黄坤载曰：“阳明病，若中寒不能食，土湿而小便不利，手足阳泄而濈然汗出，此寒气凝结，欲作坚固癥瘕，大便必初硬后溏。所以然者，胃中寒冷，不能蒸化水谷、水谷不别，俱入二肠而泄利故也。凡水寒土湿，阴气凝结，瘕块坚硬，多病溏泄，服暖水温土之剂，阳回泄止，寒消块化，续从大便而出滑白粘连状如痰涕，是即固瘕之泮解而后行者也，五十七难所谓大瘕泄者，即此。”

王肯堂曰：“此欲作固瘕，厚朴生姜甘草半夏人参汤。理中汤。”

歌曰 geyue

不吐下但心烦，调胃承气汤服安。

研读 yandu

本句概括了《伤寒杂病论》条文：“阳明病，不吐不下，心烦者，可与调胃承气汤。”

本条文言阳明胃腑不和，宜与调胃承气汤。

条文大意：胃有郁热致阳明虽病，但胃气不虚故不吐不下，因胃络上通于心，阳明之燥火扰动少阴之君火故心烦者，可与调胃承气汤以下郁热。

成无已曰：“吐后心烦，谓之内烦；下后心烦，谓之虚烦。今阳明病不吐不下心烦，则是胃有郁热也，与调胃承气汤以下郁热。”

张令韶曰：“阳明病者，胃气不和之病也。不吐不下，胃不虚也。胃络上通于心，阳明之燥火与少阴之君火相合，故心烦。可与调胃承气汤。胃气不和，以此调之。承者，以下承上也，热气在上，以水承之。芒硝出于卤地，感水阴之气，故能上承热气；大黄苦寒，主推陈致新，荡涤胃中之热垢；甘草所以调中也。”

柯韵伯曰：“言阳明病则身热汗出，不恶寒，反恶热矣。若吐下后而烦为虚烦，宜栀子豉汤。”

调胃承气汤方

甘草二两（炙）　芒硝半斤　大黄四两（酒洗）

上三味，以水三升，煮二物，取一升，去滓，内芒硝，更上微火一两沸，顿服之。

成无已曰：“《内经》曰：‘热淫于内，治以咸寒，佐以苦甘。’芒硝咸寒以除热，大黄苦寒以荡实，甘草甘平，助二物推陈而缓中。”

王海藏曰：“实热尚在胃中，用调胃承气，以甘草缓其下行而祛胃热也。仲景调胃承气汤证八方中，并无干燥；不过曰胃气不和，曰胃实，曰腹满，则知此汤专主表邪悉罢，初入腑而欲结之证也。故仲景以调胃承气收入太阳阳明，而大黄注曰酒浸，是太阳阳明去表未远，其病在上，不当攻下，故宜缓剂以调和之。”

徐灵胎曰：“芒硝善解结热之邪，大承气用之解已结之热邪，此方用之以解将结之热邪，其能调胃则全赖甘草也。”

《内经拾遗方论》：“《平人气象论》曰：‘已食如饥者曰胃疸。’以其胃热消谷，面色萎黄，故曰疸，黄病也，调胃承气汤。”

《试效方》：“调胃承气汤，治消中渴而饮食多。”

歌曰 geyue

发潮热大便硬，谵语脉滑小承平。

研读 yandu

本句概括了《伤寒杂病论》条文："阳明病，其人多汗，以津液外出，胃中燥，大便必硬，硬则谵语，小承气汤主之。若一服，谵语止者，更莫复服。"和"阳明病谵语，发潮热，脉滑而疾者，小承气汤主之；阳明病服承气汤后，不转失气，明日又不大便，脉反微涩者，里虚也，为难治，不可更与承气汤也。"

上两句条文言小承气汤方证及用法忌宜。

第一句条文大意：太阳、正阳、少阳不同途径致阳明病，见其人多汗，以津液外出，必致胃中燥，燥气太过而大便必硬，大便硬浊气内扰则谵语，小承气汤主之。若小承气汤一服后，腹气通浊气降谵语止者，更莫复服。

第二句承接上条，阳明病症见谵语，有虚实之辨，若因阳热亢盛每至日晡发身大热为主的潮热，脉滑（候食）而疾（候里热）者，以小承气汤主之；如症似阳明病而服用承气汤后，不出现腹中转失气，或服后明日又不大便，脉反变滑疾为微（候阳气不充，无以运行）涩（候阴血不足，无以润送）者，是为里虚证也，为难治，不可更与承气汤也。

小承气汤方

大黄四两（酒洗）　厚朴二两（去皮，炙）　枳实三枚（炙）

上三味，以水四升，煮取一升二合，去滓，分温再服。初服更衣者，停后服；不尔者，尽饮之。

成无己曰："大热结实者，与大承气汤；小热微结实者，与小承气汤。以热不甚大，故于大承气汤中去芒硝；又以结不至坚，故亦减厚朴、枳实也。"

张令韶曰："胃与大肠、小肠交相贯通者也，胃接小肠，小肠接大肠，胃主消磨水谷，化其津微，内灌溉其脏腑，外充溢于皮毛，其糟粕下入于小肠，小肠受其糟粕，复加运化，传入于大肠，大肠方变化，传道于直肠而出，故曰：小肠者，受盛之官，化物出焉。

大肠者传道之官，变化出焉。是大承气者，所以通泄大肠而上承热气者也。故用枳朴以去留滞，大黄以涤腐秽，芒硝上承热气。小承气者，所以通泄小肠，而上承胃气者也。故曰微和胃气者，是承制胃腑太过之气者也，不用芒硝而亦名承气者，以此。若调胃承气，乃调和胃气而上承君火之热者也。以未成糟粕，故无用枳朴之消留滞。此三承气之义也。承者制也，谓制其太过之气也。故曰：'亢则害，承乃制。'"

《保命集》："顺气散治消中，热在胃而能食，小便赤黄，微利之，至不欲食为效。不可多利。"（即本方）

《入门良方》："小承气汤，治痢初发，精气甚盛，腹痛难忍，或作胀闷，里急后重，数至圊而不能通，窘迫甚者。"

《伤寒绪论》："少阴病，手足厥冷，大便秘，小便赤，脉沉而滑者，小承气汤。"

歌曰 geyue

有燥屎转矢气，宜下可与大承气。

研读 yandu

本句概括了《伤寒杂病论》条文："阳明病，潮热，大便微硬者，可与大承气汤；不硬者，不可与之。若不大便六七日，恐有燥屎，欲知之法，少与小承气汤，汤入腹中，转矢气者，此有燥屎也，乃可攻之；若不转矢气者，此但初头硬，后必溏，不可攻之，攻之必胀满不能食也。欲饮水者，与水则哕。其后发热者，必大便复硬而少也，以小承气汤和之。不转矢气者，慎不可攻也。"

本条言大承气治胃家实，用前可用小承气以方试证，并强调脾胃气虚者不可攻。

条文大意：胃为水谷之海，无病之时也有如海潮之节律运动，病则气随潮而表现于外，故以胃实热为核心病机之阳明病有日晡为甚的潮热之症，又见大便微硬者，方可与大承气汤；若只有潮热，而大便不硬者，不可因有潮热就与之大承气汤。同时，大便硬也不可尽信。如若不大便已六七日，恐怕有胃实热产生的燥屎，欲探知之法，少与小承气汤以方试证，如汤入腹中，有下转而矢气者，此有燥屎也，乃可以大承气汤攻之；若不转矢气者，为胃气虚推动无力而见的数日不便，此种情况但见大便初头硬，后必溏，不可再用大承气汤攻之，如误用大承气汤攻之必致胃气更虚而现胀满并见不能进食也。又阳明病能饮水者为实，不能饮水者为虚。试看胃虚之人，因津失运化而渴欲饮水者，与水则呕哕清水。饮清水其胃都不能温化，何况用苦寒峻剂攻伐其胃。潮热用攻伐之剂热退，其后再发潮热者，必因热气还入于胃致大便复硬而且因已泻过肠内所留者量少也，不可与大承气汤，但可以再用小承气汤微和之胃气。然而也必须有转矢气，才可以再用小承气；若仍不转矢气者，小承气已难再投，慎不可直接用大承气妄攻也。

《伤寒辑义》：“转矢气，《伤寒直格》谓动转失泄之气也，为是。《条辨》曰：‘矢，《汉书》作屎，古屎矢通，失传写误。’《续医说》医学全书曰：‘是下焦泄气，俗云去屁也。’”黄竹斋考之韵篇屎矢通用，窃恐传写之误矢为失耳，宜从转矢气为是。

大承气汤方

大黄四两（酒洗） 厚朴半斤（去皮，炙） 枳实五枚（炙） 芒硝三合

上四味，以水一斗，先煮二物，取五升，去滓，内大黄，更煮，取二升，去滓，内芒硝，更上微火一两沸，分温再服。得下，余勿服。

成无己曰：“《内经》曰：‘燥淫所胜，以苦下之。’大黄、枳实之苦，以润燥除热。又曰：‘燥淫于内，治以苦温。’厚朴之苦以下燥。又曰：‘热淫所胜，治以咸寒。’芒硝之咸以攻蕴热。承，顺也。伤寒邪气入胃者，谓之入腑，腑之为言聚也。胃为水谷之海，荣卫之源，水谷会聚于胃，变化而为荣卫，邪气入于胃也，胃中气

郁滞，糟粕秘结，壅而为实，正气不得舒顺也。《本草》曰：‘通可去滞，泄可取邪。塞而不利，闭而不通，以汤荡涤，使塞者利而闭者通，正气得以舒顾，是以承气名之。’”

舒驰远曰：“大黄荡实热，厚朴通气壅，枳实破气结，芒硝软坚而兼能润肠中之干涩也。”

柯韵伯曰：“夫诸病皆因于气，秽物之不去，由于气之不顺，故攻积之剂必用行气之药以主之。亢则害，承乃制，此承气之所由。又病去而元气不伤，此承气之义也。夫方分大小，有二义焉，厚朴倍大黄是气药为君，名大承气；大黄倍厚朴是气药为臣，名小承气。味多性猛，制大其服，欲令泄下也，因名曰大；味少性缓，制小其服，欲微和胃气也，故名曰小。二方煎法不同，更有妙义，大承气用水一斗，先煮枳朴，煮取五升，入大黄煮取二升，内硝者，以药之为性，生者锐而先行，熟者气钝而和缓，仲景欲使芒硝先化燥屎，大黄继通地道，而后枳朴除其痞满，缓于制剂者，正以急于攻下也；若小承气则三物同煎，不分次节，而服只四合，此求地道之通，故不用芒硝之峻，且远于大黄之锐矣，故称为微和之剂。”

程知曰：“调胃承气大黄用酒浸，大承气大黄用酒洗，皆为芒硝之咸寒而以酒制之。若小承气不用芒硝，则亦不事酒浸洗矣。”

《内台方议》：“仲景所用大承气者二十五证，虽曰各异，然即下泄之法也，其法虽多，不出大满、大热、大实，其脉沉实滑者之所当用也。”

《千金方》：“大承气治正阳阳明病，潮热，不大便六七日，短气，腹满而喘，手足濈然汗出方。”

《总病论》：“凡脉沉细数为热在里，又兼肠满咽干，或口燥舌干而渴者，或六七日不大便，小便自如，或目中瞳子不明，无外证者，或汗后脉沉实者，或下利，三部脉皆平，心下坚者，或连发汗已，不恶寒者，或已经下，其脉浮沉，按之有力者，宜大承气汤。”

《伤寒蕴要》：“大抵下药必切脉沉实，或沉滑，沉疾有力者，可下也。再以手按脐腹硬者，或叫痛不可按者，则下之无疑也。凡下后不解者，再按脐腹有无硬处，如有手不可按下，未尽也，复再下之。若下后腹中虚软，脉无力者，此为虚也。”

《古今医统》：“大承汤治癫狂热壅，大便秘结。”

《伤寒绪论》：“治病人热甚，脉来数实，欲登高弃衣，狂言骂詈，不避亲疏。盖阳盛则四肢实，实则能登高也。大承气汤。”

《直指方》：“热厥者，初病身热，然后发厥，其人畏热，扬手掷足，烦躁饮水，头汗，大便秘，小便赤，怫郁昏愦。盖当下失下，气血不通，故四肢逆冷，所谓热深则厥深。所谓下证悉俱见厥逆者，此也，与大承气汤。”

歌曰 geyue

汗出多小便利，津液内竭蜜导宜。

研读 yandu

本句概括了《伤寒杂病论》条文：“阳明病，自汗出，若发汗，小便自利者，此为津液内竭，虽硬不可攻下之，当须自欲大便，宜蜜煎导而通之。若土瓜根及大猪胆汁皆可为导。”

本条文言津液内竭，肠胃干燥，大便因硬，不宜用内攻法而宜用导法外取。

条文大意：阳明病，自汗濈然而出，若再误用发汗之法伤津，兼（或）见小便自利者，此种情况均可成为津液内竭的原因，虽然可见燥硬屎已近肛门之上，直肠之中，但胃无热证，不可攻下之，当须出现自欲大便下而不能出者，宜用蜜煎导而通导之。用导法也要辨证，津液枯者用蜜煎导，若湿热痰饮固结用姜汁麻油浸苦土瓜根导，以及邪热盛者用大猪胆汁皆可为导。

蜜煎导方

食蜜七合

上一味，内铜器中，微火煎之，稍凝如饴状，搅之勿令焦着，可丸时，并手捻作挺，令头锐，大如指，长二寸许，当热时急作，冷则硬，内谷道中，以手紧抱，欲大便时乃去之。

王晋三曰："蜜煎外导者，胃无实邪，津液枯涸，气道结涩，燥矢不下乃用之。虽曰外润魄门，实导引大肠之气下行也。"

李时珍曰："仲景治阳明结燥，大便不通，蜜煎导法，诚千古神方也。"

汪苓友曰："土瓜根方缺，肘后方治大便不通，采土瓜根捣汁，筒吹入肛门内取通，此与猪胆汁方同义。"

猪胆汁方

大猪胆一枚

上一味，泻汁，和醋少许，灌谷道中。如一食顷，当大便出，宿食甚多。

汪苓友曰："内台方不用醋，以小竹管插入胆口，留一头，用油润，内入谷道中，以手将胆捻之，其汁自入内，此方用之甚便。"

《衷中参西录》："或当冷时，可将猪胆水中温之。"

王晋三曰："猪胆导者，热结于下，肠满胃虚，承气等汤恐重伤胃气，乃用猪胆之寒，苦酒之酸，收引上入肠中，非但导去有形之垢，并能涤尽无形之热。"

《千金方》："猪胆苦酒汤主热病，下攻移杀人方。猪胆一具，苦酒半升，和之火上煎令沸，三上三下，药成放温，空腹饮三满口，虫死便愈。"

黄竹斋曰："今用注射器颇便。"

歌曰 geyue

不欲食胃虚冷，承气攻热哕逆生。

研读 yandu

本句概括了《伤寒杂病论》条文："阳明病，不能食，攻其热必哕。所以然者，其人本虚，胃中冷故也。"

本条文言素有胃虚寒者患阳明病误攻致呃逆。

条文大意：素有胃虚寒者患阳明病，初受病便不能食，若将其误认为燥屎内结腹气失降导致的不能食而攻其热燥必然导致哕逆。所以然者，其人本来素有胃阳气虚，胃中虚冷是其缘故也。

张隐庵曰："阳明病者，病阳明胃腑之气也。不能食，胃气虚也。哕，呃逆也。胃气虚而复攻其热，故哕。所以然者，阳明以胃气为本，以其人本虚，攻其热则胃中虚冷而必哕。"

柯韵伯曰："初受病便不能食，知其人本来胃虚，与中有燥屎而反不能食者有别也。哕为胃病，病深者，其声哕矣。"

秦皇士曰："阳明不能食，有寒热二条，胃热不能食，攻其热则愈；胃寒不能食，攻其热必哕呃。"

歌曰 geyue

渴欲水口干燥，白虎加参汤服妙。

研读 yandu

本句概括了《伤寒杂病论》条文："阳明病，渴欲饮水，口干舌燥者，白虎加人参汤主之。"

本条文言气虚津伤者证象阳明病的治法。

条文大意：凡证属阳明病，若胃热致津伤则渴欲饮冷水，口干舌燥者，用白虎加人参汤为主治之。

刘昆湘曰："凡证属阳明，若渴欲饮水，即为胃热。口干舌燥，便属津枯。盖饮水指思饮冷水，口干舌燥乃津干而非热亢，此为虚候，故宜白虎汤加人参以救真精之竭。"

歌曰 geyue

脉浮热渴欲浆，小便不利猪苓汤。

研读 yandu

本句概括了《伤寒杂病论》条文："阳明病，脉浮发热，渴欲饮水，小便不利者，猪苓汤主之。"

本条文言阳明病血虚化燥，水气内停的治法。

条文大意：证象阳明病，但因阴血虚，脉管充盈不足而脉现举之有余、按之不足浮象，发热同时渴欲饮水为热伤津液之象，热与水结于下焦而小便不利者，猪苓汤主之以滋阴渗湿，导邪热自水腑出。

程郊倩曰："热在上焦，故用栀子豉汤。热在中焦，故用白虎加人参汤。热在下焦，故用猪苓汤。"

猪苓汤方

猪苓一两（去皮）　茯苓一两　泽泻一两　阿胶一两　滑石一两（碎）

上五味，以水四升，先煮四味取二升，去滓，内阿胶烊消。温服七合，日三服。

赵羽皇曰："仲景制猪苓汤以行阳明、少阴二经水热，然其旨全在益阴，不专利水。盖伤寒表虚最忌亡阳，而里虚又患亡阴，亡阴者，亡肾中之阴与胃家之津液也，故阴虚之人，不但大便不可轻动，即小水亦忌下通，倘阴虚过于渗利，则津液反致耗竭。方中阿胶质膏养阴而滋燥，滑石性滑，去热而利水。佐以二苓之渗泻，既疏浊热而不留其壅淤，亦润真阴而不苦其枯燥，是利水而不伤阴之善剂也。"

歌曰 geyue

汗出多口渴甚，勿与猪苓竭胃津。

研读 yandu

本句概括了《伤寒杂病论》条文："阳明病，汗出多而渴者，不可与猪苓汤，以汗多胃中燥，猪苓汤复利其小便故也。"

本条文言阳明病汗多伤津不可用猪苓汤等导利。

条文大意：证象阳明病，汗出多而渴者，不可与猪苓汤，是以汗多致津液外泄胃中干燥，猪苓汤复利其小便的缘故也。

成无己曰："《针经》曰：'水谷入于口，输于肠胃，其液别为五，天寒衣薄则为溺，天热衣厚则为汗，是汗溺一液也。'汗多为津液外泄，胃中干燥，故不可与猪苓汤利小便也。"

喻嘉言曰："阳明主津液者也，津液充则不渴，津液少则渴矣。故热邪传入阳明，必先耗其津液，加以汗多夺之于外，则津液有立亡而已，故示戒也。"

柯韵伯曰："汗多而渴当白虎汤，胃中燥当承气汤，具在言外。"

歌曰 geyue

脉浮热口鼻燥，能食则衄胃热骁。

研读 yandu

本句概括了《伤寒杂病论》条文："阳明病，脉浮发热，口干鼻燥，能食者，衄。"

本条文言阳明病胃热盛则上逆衄血。

条文大意：证象阳明病，但因阴血虚，脉管充盈不足而脉现举之有余、按之不足浮象，阳明胃脉起于鼻交頞中，发热口干鼻燥为胃经里热，能食者则阳明胃热更甚经脉充溢而鼻衄。

张隐庵曰："阳明胃脉，起于鼻交頞中，夹口环唇，脉浮发热，阳明之表热也。口干鼻燥，经脉之里热也。能食则阳明胃气自和，故经脉充溢而为衄。"

魏念庭曰："热盛则上逆，上逆则引血，血上则衄，热邪亦随之而泄。"

歌曰 geyue

若无汗心懊恼，小便不利发黄征。

研读 yandu

本句概括了《伤寒杂病论》条文"阳明病，无汗，小便不利，心中懊憹者，身必发黄。"

本条文言阳明病瘀热在里而发黄之候。

条文大意：邪入致阳明病，寒已变热，无汗则热不外越；小便不利则热不下泄；热集于胸心中必恶热而懊憹不安者，湿与热相合，身势必蒸郁发黄。

尤在泾曰："邪入阳明，寒已变热，无汗则热不外越；小便不利则热不下泄；蕴蓄不解，集于心下而聚于脾间，必恶热为懊憹不安；脾以湿应与热相合，势必蒸郁为黄矣。"

黄竹斋曰："此节言阳明病热在里而发黄之候。本第十四节、十五节言小便不利而汗出， 二十节言无汗而小便利，此节言无汗而小便不利，可谓曲尽病情矣。而皮肤与膀胱之气化关系于阳明可见矣。"

歌曰 geyue

畜血证必喜忘，屎硬色黑宜抵当。

研读 yandu

本句概括了《伤寒杂病论》条文："阳明病，其人善忘者，必有蓄血。所以然者，本有久瘀血，故令善忘。屎虽硬，大便反易，其色必黑，宜抵当汤下之。"

本条文言热郁血分抵当汤证。

条文大意：邪入致阳明病，其人上气不足，下气有余，气不以时上，而善忘者，必有热与血蓄于血室。所以然者，本有久瘀血留不去，是故令善忘。其屎必硬，然虽硬，大便反易出者，其热结在血，血淤久而大便色必变黑，宜入血破结之抵当汤下之瘀血，血去则热亦不留。

尤在泾曰："善忘即喜忘。蓄血者，热与血蓄于血室也。以冲任之脉并阳明之经，而其人又本有瘀血久留不去，适与邪得，即蓄积而不解也。蓄血之证，其大便必硬，然虽硬，其出反易者，热结在血而不在粪也。其色必黑者，血瘀久而色变黑也。是宜入血破结之剂，下其瘀血，血去则热亦不留矣。"

王肯堂曰："邪热燥结，色未当不黑，但瘀血则溏而黑黏如漆，燥结则硬而黑晦如煤，此为明辨也。"

海藏云："初便褐色者重，再便黑褐色者愈重，三变黑色者为尤重。色变者，以其火燥也。如羊血在日色中，须臾变褐色，久则渐变而为黑色，即此意也。"

《灵枢·大惑论》："人之善忘者，何气使然？曰：上气不足，下气有余，肠胃实而心肺虚，虚则荣卫留于下，久之不以时上，故善忘也。"

《素问·调经论》："血气未并，五脏安定。血并于下，气并于上，乱而善忘。”

《活人书》：“大抵伤寒当汗不汗，热蓄在里，热化为血，其人喜忘而如狂。血上逆则喜忘，血下蓄则内争，甚者抵当汤、抵当丸，轻者，桃仁承气汤。”

陈修园曰：“师辨太阳蓄血证，必验其小便利，辨阳明蓄血证，必验其大便易。”

王肯堂曰：“邪热燥结，色未当不黑，但淤血则溏而黑黏如漆，燥结则硬而黑晦如煤，此为明辨也。”

抵当汤方

水蛭三十个（熬） 虻虫三十个（去翅足，熬） 桃仁二十个（去皮尖） 大黄三两（酒洗）

上四味，以水五升，煮取三升，去滓，温服一升。不下更服。

张令韶曰：“太阳之表热，随经而瘀于少腹之里，抵当汤主之。虻虫、水蛭一飞一潜，吮血之虫也，在上之热随经而入，飞者抵之；在下之血为热所瘀，潜者当之。配桃核之仁，将军之威，一鼓而下抵拒大敌，四物当之，故曰抵当。”

章虚谷曰：“经言：‘阳络伤则血外溢，阴络伤则血内溢。外溢则吐衄，内溢则便血。盖阴阳手足十二经交接皆由络贯通，接连细络分布周身，而血随气行，必由经络流注，表里循环。是故络伤则血不能循行，随阴阳之部而溢出，其伤处即瘀阻，阻久而蓄积，无阳气以化之乃成死血矣。’故仲景用飞走虫药，引桃仁专攻络结之血。大黄本入血分，再用酒浸使其气浮，随虫药循行表里，以导死血归肠腑而出。岂非为至妙至当之法哉。由是类推，失血诸证，要必以化瘀调经络为主矣。”

陈修园曰：“此与桃核承气证不同，彼轻而此重；彼热结膀胱，乃太阳肌腠之邪从背膂而下结于膀胱；此瘀热在里，乃太阳肤表之邪从胸中而下结于少腹也。”

李东垣曰：“仲景抵当汤用之以治伤寒八九日内有蓄血，发热如狂，小腹满痛，小便自利者。又有当汗失汗，热毒深入，吐血及结胸烦躁谵语者，亦以此汤主之。”

《精神病广义》：“太阳、阳明皆有抵当汤证，抵当汤攻瘀血已成后之峻剂也。太阳瘀血，小便自利，可知瘀血不在膀胱；阳明瘀血，大便色黑，可知其瘀血必在直肠。总而言之，其为下焦有蓄血可知也。太阳蓄血，其人如狂；阳明蓄血，其人喜忘。如狂、喜忘，皆似神经之病，而不知此乃瘀血郁而为热扰乱神经之证，非神经自得之病也。近人治神经之病，虚者议补，寒者议攻。而攻剂之中，大致以开痰通便为主，对瘀血一层反弃置而不讲。而桃仁承气下瘀血汤等方，惟仅于受癫狗毒者或借用之，使仲景之度世金针，反如礼失而求之野，甚可惜也。”

《类聚方广义》：“堕扑折伤，瘀血凝滞，心腹胀满，二便不通者；经闭少腹硬满，或眼目赤肿疼痛，不能瞻视者；经水闭滞，腹底有瘀，腹皮见青筋者，并宜此方。若不能煮服者，为丸以温酒送下亦佳。”

歌曰 geyue

若下血有谵语，热入血室期门刺。

研读 yandu

本句概括了《伤寒杂病论》条文：“阳明病，下血谵语者，此为热入血室，但头汗出者，刺期门，随其实而泻之，濈然汗出则愈。”

本条文言热入血室而下血谵语及治法。

条文大意：阳明多气多血，其病热迫于经而见便下血，热扰神志而谵语者，此为热入血室，肝统诸经之血，血汗同源，血失于下，汗自不能周遍，故但头汗出者，刺肝之期门，随其实便而泻之热，热从血室而外出于皮肤则濈然汗出则愈。

张令韶曰：“此言下血谵语也。夫冲任二脉皆起于胞中，而冲任为经脉之海，与阳明合，而阳明为之长，故阳明亦有热入血室之证，无分于男妇也。阳明多气多血，热迫于经，故必下血。血者，神气也。血脱神昏，故必谵语，此血室空虚而热邪内入也。夫血即汗，汗即血，血失于下，汗自不能周遍，故但头汗出。肝统诸经之血，故刺肝之期门以泻其热。濈然汗出者，热从血室而外出于皮肤，故愈也。男女俱有此血室，在男子络唇口而为髭须，在女子月事以时下。”

张路玉曰：“妇人经水适来适断，则邪热乘之而入于血室。男子阳明经下血而谵语者，亦为热入血室。总是邪热乘虚而入也。尝见大吐血后，停食感寒发热，至夜谵语者，亦以热入血室治之而愈。”

《明理论》曰：“冲是血室，妇人则随经而入，男子由阳明而入也。”

歌曰 geyue

阳明病有三因，太阳少阳正阳分。
上各条为正阳，太阳少阳并病详。

研读 yandu

本句概括了《伤寒杂病论》条文：“问曰：病有太阳阳明，有正阳阳明，有少阳阳明，何谓也？答曰：太阳阳明者，脾约是也；正阳阳明者，胃家实是也；少阳阳明者，发汗利小便已，胃中燥烦实，大便难是也。”

本条文言阳明病病因。

条文大意：有人问曰：病有太阳阳明，有正阳阳明，有少阳阳明，何谓也？师答曰：太阳阳明为邪自太阳经传之入腑，寒化为热则不恶寒而反恶热，胃家邪热盛，反约制其脾不得为胃行津液，故致燥渴便硬者，脾约是也；正阳阳明为阳明本经受邪传入腑者，故名胃家实是也；少阳阳明为邪自少阳传之入腑者，以伏邪郁于少阳，失其和解，误发汗，或误利小便已，致肠胃中燥气太过，而少阳之郁热不解则烦，胃家邪气盛则实，其邪由少阳之半里排泄于阳明，故大便涩而难出是也。

黄竹斋释："问曰：'阳明之为病，有太阳阳明，有正阳阳明，有少阳阳明。三者之因不同，致病亦异，请问何谓也？'答曰：'太阳阳明者，以太阳病汗出不彻，或发汗，或吐，或下，或利小便，此皆亡阳明水谷之津液，致淋巴腺及脾脏膏膜燥灼，不能输小肠以胰液，其糟粕燥结，形小而硬，故不更衣无所苦，所谓脾约是也。正阳阳明者，消化系统之直接自病。'《内经》曰：'阳明之上，燥气主之。燥气太过，则不大便，内实，腹满硬而痛，所谓胃家之邪气盛则实是也。少阳阳明者，以伏邪郁于少阳，失其和解，误发汗，或误利小便，致脏腑外之网膜干燥，不能输肠胃襞以血液，致肠胃中燥气太过，而少阳之郁热不解则烦，胃家邪气盛则实，其邪由少阳之半里排泄于阳明，故大便涩而难出是也。'此节言阳明病有自病及太少二阳转属之三因，为一篇之提纲，以下乃分疏之。"

成无己曰："阳明胃也。邪自太阳经传之入腑者，谓之太阳阳明；邪自阳明经传入腑者，谓之正阳阳明；邪自少阳传之入腑者，谓之少阳阳明。"

章虚谷曰："太阳阳明者，谓邪由太阳传入阳明，即化为热则不恶寒而反恶热也。脾主为胃行津液者也，胃家邪热盛，反约制其脾不得为胃行津液，故致燥渴便硬。如白虎汤滋其燥渴也，脾约丸通其燥结也。正阳阳明者，《内经》言：'邪中于面则下阳明，是阳明本经受邪，内及于腑，故名胃家实也。其邪初感，亦必有脉浮紧、恶寒等证。如下各条所叙者，但以阳明阳气盛而邪易化热，旋即不恶寒而反恶热，不同太阳之常恶寒、少阳之往来寒热也。少阳止宜和解，若发汗、利小便则徒伤津液而邪不解，因之转入阳明。津液伤则胃燥而烦，邪热内实则大便难也。'此总各三阳经邪所以入胃之证，以下各条由此而生发也。"

第四节 少 阳

歌曰 geyue

少阳病相火炎，口苦咽干目晕眩。

研读 yandu

本句概括了《伤寒杂病论》条文：“少阳之为病，口苦、咽干、目眩是也。”

本条文言少阳病提纲。

条文大意：少阳指皮腠里，脏腑外，连网三焦，满布全身之空隙，而司半表半里，其致病之因，必间接于太阳或阳明之转属；或由口鼻直接之传入，然邪之至少阳之为病，无不郁而化热，致三焦腠理干燥者，其为病郁热于阳明之里，致肝气不舒，热蒸胆液随胃气而上逆，故口苦；津液受灼，不达于上，则咽干；脏腑郁热，致元真不荣于目，而虚火上熏，故目眩是也。

黄竹斋释：“少阳者，皮腠里，脏腑外，连网三焦之符语，满布全身之空隙，而司半表半里者也。其致病之因，必间接于太阳或阳明之转属；或由口鼻直接之传入。然邪之至少阳，无不郁而化热，致三焦腠理干燥者。其为病郁热于阳明之里，致肝气不舒，热蒸胆液随胃气而上逆，故口苦；津液受灼，不达于上，则咽干；脏腑郁热，致元真不荣于目，而虚火上熏，故目眩。《内经》云：‘少阳为枢。’又云：‘少阳之上，相火主之。’三证皆少阳之气化太过，虚火上炎而枢机失和之病也。”

陈修园曰：“此节为少阳证之提纲，主少阳之气化而言也。《内经》云：‘少阳之上，相火主之’，苦从火化，火胜则干，故口苦咽干。”

《金鉴》曰："口苦者，热蒸胆气上溢也。咽干者，热耗其津液也。目眩者，热熏眼发黑也，此揭中风伤寒邪传少阳之总纲。凡篇称少阳中风伤寒者，即具此证之谓也。"

章虚谷曰："阳明中风，亦有口苦咽干，以热由胃上咽而至口，不涉于肝，故无目眩，以此为辨。"

柯韵伯曰："太阳主表，头项强痛为提纲，阳明主里，胃家实为提纲，少阳居半表半里之位，仲景特揭口苦、咽干、目眩为提纲。盖口、咽、目三者，不可谓之表，又不可谓之里，是表之入里，里之出表处。所谓半表半里也。三者能开能合，恰合枢机之象，故两耳为少阳经络出入之地。苦、干、眩者，皆相火上走空窍而为病也。此病自内之外，人所不知，唯病人独知，诊家所以不可无问法，三证为少阳一经病机，兼风寒杂病而言，但见一证即是，不必悉具。"

歌曰 geyue

若中风两耳聋，目赤胸满烦不宁。

研读 yandu

本句概括了《伤寒杂病论》条文："少阳中风，两耳无所闻，目赤，胸中满而烦者，不可吐下，吐下则悸而惊。"

本条文言少阳部位自中风邪之证。

条文大意：风邪不从太阳传来而少阳部位自中风邪，壅热于少阳经，故两耳无所闻，目赤，邪在膈膜中，故胸中满，僭入心包而心烦者，因邪在膜中，不在胃中，故不可吐下，若吐下伤胃之阳，则水气上凌而悸，伤胃之阴，则心包之火，飞越而惊。

尤在泾曰："此少阳自中风邪之证，不从太阳传来者也。少阳之脉，起于目锐眦其支从目后入耳中，以下胸中，少阳受邪，壅热于经，故耳聋、目赤、胸中满而烦也，是不在表，故不可吐，复不在里，故不可下，吐则伤阳，阳虚而气弱则悸，下则伤阴，阴虚而火动则惊。”

程郊倩曰：“风伤气。气则为热，气壅而热，故耳聋、目赤、胸满而烦。此与伤寒脉弦细条皆是表邪直犯少阳。不从太阳逶迤来者，故总四五日，六七日字。”

唐容川曰：“胸中满句，最是少阳关键处。胸前有隔，隔膜上循腔子为胸中，此膈膜连于心包而附近胃中。邪在膈膜中，故胸中满；僭入心包故心烦。此在膜中，不在胃中，故不可吐下。若吐下伤胃之阳，则膀胱水气上凌而悸；伤胃之阴，则心包之火，飞越而惊。”

魏念庭曰：“此条论，仲景不出方，小柴胡条中有心烦、心下悸之证，想可无事他求也。”

歌曰 geyue

若伤寒脉细弦，头痛发热不可汗。

研读 yandu

本句概括了《伤寒杂病论》条文：“伤寒，脉弦细，头痛发热者，属少阳，不可发汗；发汗则谵语，烦躁，此属胃不和也，和之则愈。”

本条文言少阳部位自受寒邪。

条文大意：少阳伤寒，邪在少阳见脉弦，气为邪伤则脉细，头角或耳中痛，发热表现为往来寒热者，属少阳，不可发汗；误发汗则津液外亡，胃中干燥，必发谵语，烦躁，此属少阳邪气并于阳明胃府而胃不和也，用小柴胡汤和之则愈。

尤在泾曰：“经曰：‘少阳之至，其脉弦。’故头痛，发热者，三阳表证所同。而脉弦细则少阳所独也。少阳经兼半里，热气已动，是以不可发汗；发汗则津液外亡，胃中干燥，必发谵语。云此属胃者，谓少阳邪气并于阳明胃府也。若邪去而胃和则愈。”

王肯堂曰："凡头痛、发热俱为在表，唯此头痛、发热为少阳者，以其脉弦细故知邪入少阳之界也。可汗不可汗，当以此为法。又曰：'此少阳阳明，宜重则小承气，轻则大柴胡。'盖少阳不可下，阳明不可不下，故与小承气，少少与之，取微利也。成氏以调胃承气主之，误矣。调胃承气，太阳阳明药也。不可不审。"

陈修园曰："此言少阳自受之寒邪，戒其不可发汗也。合上节所谓少阳有汗、吐、下三禁是也。汉文辞短意长，读者当以互文见意。"

吴绶曰："少阳经头痛，头角或耳中痛，脉弦数，口苦，发热，往来寒热者，不分有汗无汗，并用小柴胡汤和之。"

歌曰 geyue

太阳病传少阳，往来寒热胸胁满。
默默然不饮食，心烦喜呕小柴宜。

研读 yandu

本句概括了《伤寒杂病论》条文："本太阳病，不解，转入少阳者，胁下硬满，干呕不能食，往来寒热，脉沉弦者，不可吐下，与小柴胡汤。"和"伤寒五六日中风，往来寒热，胸胁苦满，默默不欲食饮，心烦喜呕，或胸中烦而不呕，或渴，或腹中痛，或胁下痞硬，或心下悸，小便不利，或不渴，身有微热而咳者，小柴胡汤主之。"

第一条条文言太阳受病转入少阳证治。

条文大意：少阳为枢，本太阳病外证不解，风寒从枢而转入少阳者，少阳枢转不得，故胁下硬满，上下之气不和则干呕不能食，开阖之机不利则往来寒热，少阳已渐入里，故脉不浮而沉弦者，因邪在半表半里，不可吐下，与小柴胡汤。

黄竹斋曰："少阳证所以胁下硬满者，胁下为肝脾二脏，其中为腹，肠胃在焉。邪在腑则行，在脏则留故也。以上三节，首节胸中满，邪在上焦也；次节胃不和，邪在中焦也； 本节胁下硬满，脉沉弦，邪在下焦也。而小柴胡汤可以通治之者，以上焦得通，津液得下，胃气因和，是其效用也。”

张隐庵曰：“此太阳受病，而转入少阳也。胁下者，少阳所主之分部，病入少阳， 枢转不得，故胁下硬满。干呕、不能食者，上下之气不和也。往来寒热者，开阖之机不利也。如吐下而脉沉紧则病入于阴，今尚未吐下，中土不虚，脉沉弦者，乃太阳本寒，内与少阳火热相搏，故与小柴胡汤从枢转而达太阳之气于外也。”

柯韵伯曰：“少阳为枢，太阳外证不解，风寒从枢而入少阳矣，若见胁下硬满，干呕不能食，往来寒热之一，便是柴胡证未罢。”

徐灵胎曰：“此为传经之邪也。以上皆少阳本证，少阳已渐入里，故不浮而沉弦亦少阳本脉。”

第二条条文言少阳病证治。

条文大意：“伤寒五六日中风”为互文，言伤寒与中风当五六日之时，邪入躯壳之里，脏腑之外，两夹界之隙地，入而并于阴则寒，出而并于阳则热，出入无常，所以往来寒热，少阳之脉循胸络胁，邪凑其经，伏饮搏聚则胸胁苦满，胸胁既满，谷不化消，所以默默不欲食饮，邪热伏饮搏于胸胁，涌而上溢则心烦喜呕，或见邪热伏饮搏于少阳胸胁而胸中烦而不呕，或见邪热伤阳明则口渴，或见太阴脾伤之腹中痛，或见厥阴肝气郁则胁下痞硬，或见少阴伤水饮失化则心下悸而小便不利，或见涉及手太阴肺则口不渴，身有微热而咳者，虽可或见五脏之证，但见一证便是，均用小柴胡汤主之。

方中行曰：“伤寒五六日中风，往来寒热，互文也。言伤寒与中风当五六日之时，皆有此往来寒热已下之证也。五六日，大约言之。往来寒热者，邪入躯壳之里，脏腑之外，两夹界之隙地，所谓半表半里少阳所主之部位，故入而并于阴则寒，出而并于阳则热，出入无常，所以寒热间作也。胸胁苦满者，少阳之脉循胸络胁，邪凑其经，伏饮搏聚也。默，静也。胸胁既满，谷不化消，所以静默不言，不需饮食也。心烦喜呕者，邪热伏饮搏于胸胁者，涌而上溢也。或为诸证者，邪之出入不常，所以变动不一也。又曰：太阳一经有荣卫之不同，所以风寒异治。阳明切近太阳，荣卫之道在迩，风寒之辨尚严。少阳一经，越阳明，去太阳远矣，风寒无异治。经以伤寒中风五六日，往来寒热交互为文者，发明风寒至此，同归于一致也。”

程郊倩曰：“少阳无自受之邪，俱从太阳逼蒸而起，故曰伤寒中风，非寒伤少阳，风中少阳也。职属中枢，去表稍远，邪必逗延而后界此，故曰五六日。少阳脉循胁肋，在腹阳背阴两歧间，在表之邪欲入里，为里气所拒，故寒往而热来；表里相拒而留于歧分，故胁肋苦满；神识以拒而昏困，故默默；木受邪则妨土，故不欲食。胆为阳木而居清道，为邪所郁，火无从泄，逼炎心分，故心烦；清气郁而为浊，则所痰滞，故喜呕。呕则木火两舒，故喜之也。此则少阳定有之证。”

魏念庭曰：“或为诸证者，因其人平素气血偏胜，各有所兼挟以为病也。”

尤在泾曰：“或者，未定之辞，以少阳为半表半里，其气有乍进、乍退之机，故其病有或然、或不然之异。而少阳之病，但见有往来寒热、胸胁苦满之证，便当以小柴胡和解表里为主。所谓伤寒中风有柴胡证，但见一证便是，不必悉具是也。”

小柴胡汤方

柴胡半斤　黄芩三两　人参三两　半夏半升（洗）　甘草三两（炙）　生姜三两（切）　大枣十二枚（擘）

上七味，以水一斗二升，煮取六升，去滓，再煎服三升。温服一升，日三服。若胸中烦而不呕者，去半夏、人参，加栝蒌实一枚。若渴，去半夏加人参，合前成四两半，栝蒌根四两。若腹中痛者，去黄芩加芍药三两。若胁下痞硬，去大枣加牡蛎四两。若心下悸，小便不利者，去黄芩加茯苓四两。若不渴，外有微热者，去人参，加桂枝三两，温服微汗愈。若咳者，去人参、大枣、生姜，加五味子半升、干姜二两。

成无己曰：“伤寒邪气在表者，以渍形以为汗；邪气在里者，必荡涤以为利；其于不外不内，半表半里，既非发汗之所宜，又非吐下之所对，是当和解则可矣。小柴胡为和解表里之剂也。”

柯韵伯曰：“此为少阳枢机之剂，和解表里之总方也。少阳之气游行三焦，而司一身腠理之开阖。血弱气虚，腠理开发，邪气因入与正气相搏，邪正分争，故往来寒热。与伤寒头疼发热而脉弦细中风两无关者，皆是虚火游行于半表，故取柴胡之轻清微苦微寒者，以解表邪，即以人参之微甘微温者，预补其正气，使里气和而外邪勿得入也。其口苦、咽干、目眩、目赤、头汗、心烦、舌苔等证，皆虚火游行于半里，故用黄芩之苦寒以清之，即用甘枣之甘以缓之，亦以堤防三阴之受邪也。太阳伤寒则呕逆，中风则干呕，此欲呕者，邪正相搏于半里，故欲呕而不逆。胁居一身之半，为少阳之枢，邪结于胁，则枢机不利，所以胸胁苦满，默默不欲食也。引用姜、夏之辛散，一以佐柴、芩以逐邪，一以行甘、枣之泥滞，可以止呕者，即可以泄满矣。夫邪在半表势已向里，未有定居，故有或为之证。所以方有加减，药无定品之可拘也。本方七味，柴胡主表邪不解，甘草主里气不调，五物皆在进退之列。本方若去甘草，便名大柴胡。若去柴胡，便名泻心、黄芩、黄连等汤矣。本方为脾家虚热，四时疟疾之圣药。”

张令韶曰：“若胸中烦者，邪热内侵君主，故去半夏之燥。不呕者，中胃和而不虚，故去人参之补，加栝蒌实之苦寒，导火热之下降。若渴者，阳明燥金之气甚也，又当去半夏倍人参以生津，加栝蒌根引津液而上升。若腹中痛者，邪干中土也。故去黄芩之苦寒，加芍药以通脾络。若胁下痞硬者，厥阴肝气不舒也。牡蛎气味盐寒，纯雄无雌，肝为牝脏，牡为破之，故能解厥阴之气，盐能软坚，又能清胁下之痞；大枣甘缓，故去之。若心下悸，小便不利者，肾气上乘而积水在下也，加茯苓保心气以制水邪；黄芩苦寒，恐伤君火，故去之。若不渴，外有微热，仍在太阳，故不必补中之人参，宜加解外之桂枝，覆取微汗也。若咳者，肺气逆也，五味之酸以救逆气；形寒伤肺，干姜之热以温肺寒；人参、大枣所以调补中胃，而生姜又宜通胃气者也，无关于肺，故去之。”

程郊倩曰：“邪在少阳，是表寒里热，两郁而不得升之故。小柴胡汤之治，所谓升降浮沉则顺之也。至于制方之旨及加减法，则所云上焦得通，津液得下，胃气因和尽之矣。”

章虚谷曰：“小柴胡汤升清降浊，通调经府，是和其表里以转枢机，故为少阳之主方。”

徐灵胎曰：“去滓再煎者，此方乃和解之剂，再煎则药性和合，能使经气相融，不复往来出入，古圣不但用药之妙，其煎法俱有精义。”

《伤寒考》：“大小柴胡、半夏泻心、生姜泻心、甘草泻心、旋覆代赭诸方皆去滓再煎，以诸汤皆有呕噫等证，呕家不欲混浊之物，强与之必吐，故半煮去滓再煎以投， 取其气全而不混浊。可谓和羹调鼎之手段矣。”

《资生篇》：“和解者，合汗下之法而缓用之者也。伤寒以小柴胡为和解之方，凡用和解之法者，必其邪气之极杂者也。寒者热者，燥者湿者，结合于一处而不得通，则宜开其结以解之；升者降者，敛者散者，积于一偏而不相洽，则宜平其积而和之。故方中往往寒热并用、燥湿并用、升降敛散并用，非杂乱而无法也，正法之至妙也。又曰：杂合之邪，交纽而不已，其气必郁而多逆。故开郁降逆即是和解，无汗下之用而隐寓汗下之旨矣。”

《苏沈良方》：“此药《伤寒论》虽主数十证，大要其间有五证最的当，服之必愈。一者身热心中逆，或呕吐者可服。若因渴饮水而呕者不可服。身体不温热者不可服。二者寒热往来者可服。三者发潮热者可服。四者心烦胁下满，或渴或不渴皆可服。五者伤寒已差后，更发热者可服。此五证但有一证，更勿疑便可服。若有两三证以上，更的当也。世人但知小柴胡汤治伤寒，不问何证便服之，不徒无效，兼有所害，缘此药差寒故也。元祐二年，时行，无少长皆咳。本方去人参、大枣、生姜，加五味子、干姜各半两，服此皆愈。常时上壅痰实，只依本方食后卧时服，甚妙。赤白痢尤效， 痢药中无如此妙，盖痢多因伏暑，此药极解暑毒。”

《肘后方》：“治伤寒时气温病，三日已上至七八日不解者，可服小柴胡汤。”

《千金方》：“黄龙汤治伤寒瘥后，更头痛壮热烦闷方。仲景名小柴胡汤。”

《得效方》：“小柴胡汤治挟岚嶂溪源蒸毒之气，自岭以南地毒苦炎，燥湿不常，人多患此状。血乘上集，病欲来时令人迷困，甚则发躁狂妄，亦有哑不能言者，皆由败毒瘀心，毒涎聚于脾所致。于此药中加大黄、枳壳各五钱。”

《此事难知》：“少阳证，胸胁痛，往来寒热而呕，或咳而耳聋，脉尺寸俱弦，小柴胡汤主之。”

《海藏癍论萃英》：“小儿壮热昏睡，伤风风热，疮疹伤食，皆相似，未能辨认。间服升麻葛根汤、小柴胡汤，甚验。”

《玉机微义》：“小柴胡汤治肝脏发咳，两胁下痛，甚则不可以转，转则两胠下满。”

《济阳纲目》：“小柴胡汤治瘟疫，内虚发热，胸胁痞闷，及在半表半里，非汗非下之证。又治疟疾，热多寒少，或但热头疼，口干胸满。血弱气虚，腠理开，邪气因入，与正气相搏，结于胁下。正邪分争，休作有时，嘿嘿不欲饮食。脏腑相连，其痛必下，邪高痛下，故使呕也。小柴胡汤主之。服柴胡汤已，渴者属阳明也，以法治之。”

成无已曰：“人之气血随时盛衰，当月廓空之时，则为血弱气尽，腠理开疏之时也。邪气乘虚，伤人则深。《针经》曰：‘月廓空，则海水东盛，人血气虚，卫气去，形独居，肌肉减，皮肤缓，腠理开，毛发残，膲理薄，烟垢落，当是时遇贼风，则其入深者是矣。’邪因正虚，自表之里，而结于胁下，与正分争，作往来寒热，默默不欲饮食。下为自外之内，经络与脏腑相连，气随经必传于里，故曰其痛下。邪在上焦为邪高，邪渐传里为痛下。里气与邪气相搏，逆而上行，故使呕也。与小柴胡汤，以解半表半里之邪。服小柴胡汤表邪已解而渴，里邪传于阳明也，以阳明治之。”

顾尚之曰：“胆附于肝而在膈下，故云：脏腑相连，其痛必下。邪高，口苦、咽干、目眩也。痛下，腹中痛也。阳逆于上，阴滞于下，中焦阻塞不通，故呕。”

徐灵胎曰：“此条申明所以往来寒热，及不欲食，下痛上呕之故。皆由正衰邪入，脏腑相牵所致，则立方之意可推而知矣。”

柯韵伯曰：“柴胡汤有芩、参、甘、枣，皆生津之品，服之反渴者，必胃家已实，津液不足以和胃也，当行白虎承气等法。仍用柴胡加减，非其治矣，此少阳将转属阳明之证。”

郑在辛曰：“少阳、阳明之病，在渴、呕中分，渴则转属阳明，呕则仍在少阳。如呕多，虽有阳明证，不可攻之，因病未离少阳也。服柴胡汤渴当止，若服柴胡已加渴者，是热入胃腑，耗津消水，此属阳明胃病也。”

歌曰 geyue

阳明病并少阳，热结在里大柴汤。

研读 yandu

本句概括了《伤寒杂病论》条文：“太阳病，过经十余日，反二三下之，后四五日，柴胡证仍在者，先与小柴胡汤。呕不止，心下急，郁郁微烦者，为未解也，与大柴胡汤下之则愈。”

本条文言太阳病传入少阳复入于胃之证。

条文大意：太阳病过经十余日，邪已传入少阳，反而接二连三误下之，但下之后四五日更无他变，前此之柴胡证仍在者，其时纵有可下之证，须先与小柴胡汤以和解半表半里之邪。若病气留于心下，郁烦热结于里则呕不止，心下急，郁郁微烦者，为未解也，与大柴胡汤下其里热则愈。

黄竹斋曰："上节言心中悸而烦者虚也，此节言心下急而烦者实也；上言不可以病日浅而为实，此言不可以病日久而为虚也。论云：伤寒呕多，虽有阳明证，不可下之。而此云下之者，以大柴胡汤下其少阳半里之郁热，非下其阳明肠胃之燥屎也。盖小柴胡汤为少阳从半表以达于外之方，大柴胡汤为少阳从半里以通于内之方。"

吴遵程曰："此汤治少阳经邪渐入阳明之腑，或误下泻引邪内犯而过经不解之证。故于小柴胡汤中除去人参、甘草助阳恋胃之味，而加芍药、枳实、大黄之沉降，以涤除热滞也。与桂枝大黄汤同意，彼以桂枝、甘草兼大黄两解太阳误下之邪，此以柴胡、黄芩、半夏兼大黄两解少阳误下之邪，两不移易之定法也。"

汪苓友曰："此条系太阳病传入少阳，复入于胃之证。太阳病过经十余日，知其时已传入少阳矣，故以二三日下之为反也。下之而四五日后更无他变，前此之柴胡证仍在者，其时纵有可下之证，须先与小柴胡汤以和解半表半里之邪。如和解之而呕止者，表里气和为已解也。若呕不止，兼之心下急，郁郁微烦，心下者，正当胃腑之中，急则满闷已极，郁烦热结于里，此为未解也，后与大柴胡汤，以下其里热则愈。"

柯韵伯曰："病从外来者，当先治外而后治其内。此屡经妄下，半月余，柴胡证仍在，因其人不虚，故枢机有主而不为坏病。与小柴胡和之，表证虽除，内尚不解，以前此妄下之药，但去肠胃有形之物，而未泄胸膈气分之结热也。急者，满也，但满而不痛即痞也。姜、夏以除呕，柴、芩以去烦，大枣和里，枳、芍舒急。而曰下之则愈者，见大柴胡为下剂，非和剂也。"

林澜曰："呕不止，则半表里证犹在。然心下急，郁郁微烦，必中有燥屎也，非下除之不可，故以大柴胡兼而行之。"

歌曰 geyue

少阳病有三禁，发汗吐下皆所慎。

惟宜用和解清，大小柴胡汤最工。

研读 yandu

上两句概括了《伤寒杂病论》条文："伤寒，脉弦细，头痛发热者，属少阳。少阳不可发汗，发汗则谵语，此属胃，胃和则愈，胃不和，烦而悸。"和"少阳中风，两耳无所闻，目赤，胸中满而烦者，不可吐下，吐下则悸而惊。"

第一条条文言少阳不可发汗，第二条条文言少阳不可吐、下，合而言之少阳有汗、吐、下三禁。

第一条条文大意：头痛，发热，伤寒三阳表证所同有，而脉弦细并见的头痛发热者，属少阳。少阳经兼半里，热气已动，故不可发汗，发汗则津液外亡胃中干燥必发谵语，此属少阳邪气并于阳明胃府，若邪去而胃和则愈，若邪留而胃不和，胃热扰神则见烦而悸。

尤在泾曰："经曰少阳之至，其脉弦。故头痛，发热者，三阳表证所同，而脉弦细则少阳所独也。少阳经兼半里，热气已动，是以不可发汗；发汗则津液外亡，胃中干燥，必发谵语。云此属胃者，谓少阳邪气并于阳明胃府也。若邪去而胃和则愈。"

王肯堂曰："凡头痛、发热俱为在表，唯此头痛、发热为少阳者，以其脉弦细故知邪入少阳之界也。可汗不可汗，当以此为法。又曰：此少阳阳明，宜重则小承气，轻则大柴胡。盖少阳不可下，阳明不可不下，故与小承气，少少与之，取微利也。成氏以调胃承气主之，误矣。调胃承气，太阳阳明药也。不可不审。"

黄竹斋曰："少阳证所以胁下硬满者，胁下为肝脾二脏，其中为腹，肠胃在焉。邪在腑则行，在脏则留故也。以上三节，首节胸中满，邪在上焦也；次节胃不和，邪在中焦也；本节胁下硬满，脉沉弦，邪在下焦也。而小柴胡汤可以通治之者，以上焦得通，津液得下，胃气因和，是其效用也。"

陈修园曰："此言少阳自受之寒邪，戒其不可发汗也。合上节所谓少阳有汗、吐、下三禁是也。汉文辞短意长。读者当以互文见意。”

吴绶曰：“少阳经头痛，头角或耳中痛，脉弦数，口苦，发热，往来寒热者，不分有汗无汗，并用小柴胡汤和之。”

本太阳病，不解，转入少阳者，胁下硬满，干呕不能食，往来寒热，脉沉弦者，不可吐下，与小柴胡汤。

张隐庵曰：“此太阳受病，而转入少阳也。胁下者，少阳所主之分部，病入少阳，枢转不得，故胁下硬满。干呕、不能食者，上下之气不和也。往来寒热者，开阖之机不利也。如吐下而脉沉紧则病入于阴，今尚未吐下，中土不虚，脉沉弦者，乃太阳本寒，内与少阳火热相搏，故与小柴胡汤从枢转而达太阳之气于外也。”

柯韵伯曰：“少阳为枢，太阳外证不解，风寒从枢而入少阳矣，若见胁下硬满，干呕不能食，往来寒热之一，便是柴胡证未罢。”

徐灵胎曰：“此为传经之邪也。以上皆少阳本证，少阳已渐入里，故不浮而沉弦亦少阳本脉。”

第二条条文大意：少阳自中风邪，壅热于经，少阳之脉，起于目锐眦，其支从目后入耳中，故两耳无所闻，目赤，邪在膈膜中，故胸中满，僭入心包而心烦者，不可吐下，吐则伤阳，下则伤阴，阳虚而气弱则悸，阴虚而火动则惊。

尤在泾曰：“此少阳自中风邪之证，不从太阳传来者也。少阳之脉，起于目锐眦，其支从目后入耳中，以下胸中，少阳受邪，壅热于经，故耳聋、目赤，胸中满而烦也，是不在表，故不可吐，复不在里，故不可下，吐则伤阳，阳虚而气弱则悸，下则伤阴，阴虚而火动则惊。”

程郊倩曰：“风伤气，气则为热，气壅而热，故耳聋，目赤、胸满而烦。此与伤寒脉弦细条皆是表邪直犯少阳。不从太阳逶迤来者，故总五四五日，六七日字。”

唐容川曰：“胸中满句，最是少阳关键处。胸前有膈，膈膜上循腔子为胸中，此膈膜连于心包而附近胃中。邪在膈膜中，故胸中满；

僭入心包故心烦。此在膜中，不在胃中，故不可吐下。若吐下伤胃之阳，则膀胱水气上凌而悸；伤胃之阴，则心包之火，飞越而惊。”

魏念庭曰：“此条论，仲景不出方，小柴胡条中有心烦、心下悸之证，想可无事他求也。”

黄竹斋曰：“少阳居表里之间，当肓膜之处，外不及于皮肤，内不及于肠胃。汗之而不从表解，下之而不从里出，故有发汗、吐、下、温针之禁。特立小柴胡汤为和解表里正治之法……其或未离太阳之表，则宜兼汗。或已属阳明之里，则须兼下。是以有和解而兼汗、下权变之法。小柴胡汤证以往来寒热为候，若身有微热恶寒者，为未离太阳，小柴胡汤加桂枝微汗之，或柴胡桂枝汤主之。若潮热不恶寒者，为已属阳明，小柴胡汤加芒硝微下之，或大柴胡汤主之。”

歌曰 geyue

直接病由鼻受，疫传三焦气息臭。
合并病有专条，瘟疫杂病篇中标。

研读 yandu

上两句概括了伤寒少阳与瘟疫的感邪途径及论治的区别。

温病是冬时皮肤受寒，邪气由腠理而传入三焦膜原，至春时天地之阳气外发，其病应之而起，是为伏气之病。温疟亦与温病同源，此邪之由太阳间接而传及少阳者也。

疫病是天地之戾气，有五尸之异，四时皆有，其邪由鼻吸入于肺膜，传于三焦膜原，由腠理而达于身表。《素问》阴阳应象大论云：“天之邪气，感则害人五脏。遗篇所谓五疫之感人，无问大小，其状皆同。此少阳直中之邪，所谓天牝从来者也。”

凡外感六淫，邪中太阳，或内伤饮食病于阳明，失治皆可传属少阳。故其治法见于二篇，而少阳篇惟列提纲而已。此以少阳病之从间接得者而言，若从鼻吸入之直接病，如瘟疫则异此。其治法当于杂病中求之。

第五节 二阳合病三阳合病

歌曰 geyue

二三阳同时病，名为合病共四证。

研读 yandu

本句概括了合病的定义及分类。合者，同也；会也。二经俱受邪，相合为病，谓之合病，即太阳与阳明或少阳同时俱病，合病多为邪气甚而致。有太阳阳明合病，太阳少阳合病，阳明少阳合病，三阳合病四证。

黄竹斋曰：“二病若三病相混同者谓之合病。盖其初感邪，表里同时受病者有之，故设此目以为治法之标准也。若热盛于表而势迫及里，气扰动下奔则为利，上逆则为呕者，名曰太阳阳明合病，以葛根汤或葛根加半夏汤发其表则里随和也。表实里壅，喘而胸满者，亦名太阳阳明合病，以麻黄汤先发其表，然后下之也。若热在表里之间，内壅为下利者，名曰太阳少阳合病，以黄芩汤清热通壅。更呕者，加半夏、生姜治之也。若下利，脉滑而数者，名曰阳明少阳合病，以大承气汤去其实也。腹满身重，难以转侧，口不仁而面垢，谵语，遗尿，若自汗出者，名曰三阳合病，此以其邪炽于三阳，不宜发汗，亦不可下，故以白虎汤清肃之也。是皆治合病之要领也。”

张兼善曰：“凡合病者皆下利，各从外证以别焉。夫太阳病，头项痛，腰脊强；阳明病，目疼鼻干，不得卧；少阳病，胸胁痛，耳聋。凡遇两经病证齐见而下利者，曰合病也。虽然，但见一证便是，不必悉具。他如太阴所主之肌肉、脂肪，少阴所主之经络、营卫，厥阴所主之神经、骨髓，皆分布充填于太阳部位。是以三阴表证之治法亦见于太阳篇也。如四逆汤、桂枝人参汤、干姜附子汤、芍药甘草附子汤、茯苓四逆汤、真武汤等证治。盖人身表里阴阳相维，气血联贯。一部分失和，余体未有不受直接或间接之传属者。病情百变，苟不审其标本而施治，鲜有不释邪攻正，反乱大经者。”

一、太阳阳明合病

歌曰 geyue

太阳与阳明合，喘而胸满表证多。
麻黄汤发其汗，不可下恐邪内陷。

研读 yandu

本句概括了《伤寒杂病论》条文：“太阳与阳明合病，喘而胸满者，不可下也，宜麻黄汤。”

本条文言太阳阳明合病偏重太阳表者的治禁及治法。

条文大意：太阳与阳明合成一病，太阳之气不开则喘，而阳明之气不降则胸满者，邪不在胃肠不可下也，宜用麻黄汤，太阳病一开，阳明病之气亦从而俱开。

《内经·热论》：“伤寒一日，巨阳受之，故头项痛，腰脊强。二日阳明受之。阳明主肉，其脉侠鼻，络于目，故身热目痛而鼻干，不得卧也。”

王朴庄曰：“合病之外证，如《内经·热论》所指太阳则头项痛，腰脊强，阳明则目疼，鼻干不得眠，合成一病也。太阳不开则喘，阳明不降则胸满。邪不在胃不可下也。太阳病一开，阳明病之气亦从而俱开矣。”

汪苓友曰："喘而胸满，则肺气必实而胀。所以李东璧云：麻黄汤虽太阳发汗重剂，实为发散肺经火郁之药。彼盖以喘而胸满为肺有火邪实热之证，方中有麻黄、杏仁专泄肺利气，肺气泄利，则喘逆自平，又何有于阳明之胸满耶。"

《本事方》："有人病伤寒，脉浮而长，喘而胸满，身热头痛，腰脊强，鼻干不得卧。予曰：太阳阳明合病，治以麻黄汤解。"

歌曰 geyue

自下利肠邪滞，葛根汤解表里郁；
不下利但作呕，葛根加夏降逆瘳。

研读 yandu

上两句概括了《伤寒杂病论》条文"太阳与阳明合病者，必自下利，葛根汤主之。若不下利，但呕者，葛根加半夏汤主之。"

本条文言太阳与阳明合病病偏重阳明里者的证治。

条文大意：太阳与阳明合成一病者，外证有头痛、腰疼、肌热、目疼、鼻干，不得卧等，脉浮大而长，寒邪气甚客于阳明，则里气虚若致气下而不上，故必自下利，葛根汤以散经中甚邪主治之；若里气虚致里气上逆而不下，见不下利但见呕者，与葛根汤以散其邪，加半夏以下逆气主治之。

庞安常曰："二阳合病，脉必浮大而长，外证必头痛、腰疼、肌热、目疼、鼻干也。浮大者，太阳受病也。长者，阳明也。头腰，太阳也。肌、目、鼻，阳明也。凡阳明证俱宜下，唯中寒恶寒为病在经，与太阳合病属表，可发其汗。"

成无己曰："伤寒有合病，有并病。本太阳病不解，并于阳明者，谓之并病。二经俱受邪，相合病者，谓之合病。合病者，邪气甚也。太阳阳明合病，与太阳少阳合病，阳明少阳合病，皆言必自下利者，以邪气并于阴则阴实而阳虚，邪气并于阳则阳实而阴虚，寒邪气甚客于二阳，二阳方外实而不主里，则里气虚故必下利。与葛根汤，以散经中甚邪，邪气外甚阳不主里，里气不和，气下而不上者，但下利而不呕。里气上逆而不下者，但呕而不下利。与葛根汤以散其邪，加半夏以下逆气。”

陆九芝曰：“两阳合病、三阳合病之自下利，则皆协热利也。”

徐灵胎曰：“因下利而知太阳阳明合病，今既不下利，则合病从何而知，必须从两经本证一一对勘。即不下利，而亦可定为合病矣。”

《明理论》：“太阳与阳明合病，必自下利，葛根汤主之；太阳与少阳合病，必自下利，黄芩汤主之；阳明与少阳合病，必自下利，大承气汤主之。三者皆合病下利，一者发表，一者攻里，一者和解，所以不同也。下利家，何以明其寒热邪，且自利不渴属太阴，以其脏有寒故也；下利欲饮水者，以有热也。故大便溏，小便自利者，此为有热；白利，小便色白者，少阴病形悉具，此为有寒；恶寒，脉微，自利清谷，此为有寒；发热，后重，泄色黄赤，此为有热。皆可理其寒热也。”

《方舆》：“痢疾初起，脉浮而有表证者，宜发汗。当以此条及太阴病脉浮者， 当发汗，宜桂枝汤二条为治利之准则。”

《伤寒论识》：“此与后世用仓廪散等以治疫利，正同其辙也。”

葛根加半夏汤方

即葛根汤（见太阳病篇）加半夏半升（洗），煎服法同。

二、太阳少阳合病

歌曰 geyue

太阳与少阳合，下利黄芩汤与喝。
若兼呕加夏姜，里热清解表亦康。

研读 yandu

本句概括了《伤寒杂病论》条文“太阳与少阳合病，自下利者，与黄芩汤；若呕者，黄芩加半夏生姜汤主之。”

本条文言太阳与少阳合病证治。

条文大意：太阳与少阳合成一病，在表之寒邪悉郁而为里热症见头疼、胸满，自下利，或口苦、咽干、往来寒热、耳聋者，与黄芩汤以和解半表半里之邪；若呕者，为胃气上逆，用黄芩汤方加半夏、生姜于汤中以散逆气主治之。

朱肱曰：“下利而头疼、胸满，或口苦、咽干，或往来寒热而呕，其脉浮大而弦者，是其证也。”

成无己曰：“太阳、阳明合病，自下利为在表，当与葛根汤发汗。阳明、少阳合病，自下利，为在里，可与承气汤下之。此太阳、少阳合病，自下利，为在半表半里，非汗下所宜，故与黄芩汤以和解半表半里之邪。呕者，胃气逆也，故加半夏、生姜，以散逆气。”

汪苓友曰：“太少合病而至自利，则在表之寒邪悉郁而为里热矣。里热不实，故与黄芩汤以清热益阴，使里热清而阴气得复，斯在表之阳热自解。所以此条病不但太阳桂枝在所当禁，并少阳柴胡亦不须用也。”

黄芩汤方

黄芩三两　芍药二两　甘草二两（炙）　大枣十二枚（擘）

上四味，以水一斗，煮取三升，去滓，温服一升，日再服，夜一服。

黄芩加半夏生姜汤方

即黄芩汤加半夏半升（洗）　生姜一两半　煎服法同。

柯韵伯曰：“太阳、少阳合病，是热邪陷入少阳之里，胆火肆逆，移热于脾，故自下利，此阳盛阴虚，与黄芩汤苦甘相淆以存阴也。凡太少合病，邪在半表者，法当从柴胡桂枝加减。此则热淫于内，不须更顾表邪，故用黄芩以泄大肠之热，配芍药以补太阴之虚，用甘、枣以调中州之气。虽非胃实，亦非胃虚，故不必人参以补中也。若呕是上焦之邪未散，故仍加姜、夏，此柴胡桂枝汤去柴、桂、人参方也。”

张隐庵曰：“黄芩一名腐肠，能清肠胃之邪热，而外达于太阳，芍药亦能清肠热之下利；甘草、大枣主助中土而达太阳之气于外；若呕者，少阳枢转欲从太阳之开而上达，故加生姜、半夏以助其开而使之上达焉。”

《伤寒绪论》：“合病多由冬时过温，少阴不藏，温气乘虚先入于里，然后更感寒，寒闭郁于外，寒热错杂，遂至合病。其邪内攻，必自下利；不下利，即上呕，邪势之充斥奔迫，从可识矣。其黄芩汤虽主太阳、少阳合病，白虎汤虽主三阳合病，而实温病热病主方。”

《拔萃方》：“芍药黄芩汤治泄利腹痛，或里急后重，身热久不愈，脉洪疾，及下痢脓血稠黏。（即黄芩汤）”

《张氏医通》：“黄芩加半夏汤治伏气发温，内挟痰饮，痞满咳逆。”

《医方集解》：“此方亦单治下利。机要用之治热痢腹痛。又加大黄、黄连、当归、官桂更名芍药汤，治下痢。仲景此方遂为万世治痢之祖矣。本方除大枣名黄芩芍药汤， 治火升鼻衄，及热痢，出《活人书》。黄芩加半夏生姜汤，亦治胆腑发咳、呕苦水如胆汁。”

三、阳明少阳合病

歌曰 geyue

阳明与少阳和，宿食下利脉滑数。
里热实当攻下，大承气汤服勿哗。

研读 yandu

本句概括了《伤寒杂病论》条文：“阳明少阳合病，必下利，其脉不负者为顺也；负者，失也。互相克责，名为负也。脉滑而数者，有宿食也，当下之，宜大承气汤。”宋本作“互相克贼”。

本条文言阳明少阳合病的预后及有宿食的脉治。

条文大意：阳明少阳合病，阳明属土，少阳属木，土被木乘，必见下利之症，其脉见滑数与下利症不负者为顺也；若见克土的弦直候木旺之脉象名为负者，示胃气已虚加之克罚将更虚而致土败，失去生机也。证脉互相克责，名为负也。如见以下利而身热，胸胁痞满，干呕，或往来寒热等为主要表现的阳明少阳合病，其脉滑而数者，为水谷有余，土邪盛而无木制，反不能输化水谷，致有宿食留中也，为不负为顺，当下之，宜大承气汤攻下宿食畅达胃气。

程郊倩曰：“阳明少阳合病之证，必见下利，以土中乘木疏泄之令，妄行于阳明也。见滑数之脉，为不负为顺；见弦直之脉，为负为失。以证已下利而脉中更见木邪，证脉互相克贼，胃气虚而土败，故名为负。若见滑数，是为水谷有余之诊，缘食入于胃，散精于肝，淫气于筋，土邪盛而无木制，反不能输化水谷，以致宿食留中。通因通用，宜大承气汤平其敦阜矣。”

张兼善曰：“凡合病，皆下利，各从外证以别焉。然两经但各见一二证便是，不必悉具。”

刘昆湘曰：“此热利也。”

《活人书》：“下利而身热，胸胁痞满，干呕，或往来寒热，其脉长大而弦者，是其证也。盖阳明者土，其脉长大，少阳木，其脉弦。若合病，土被木贼，更下利，为胃已困，若脉不弦者，顺也，为土不负。负者死。”

四、三阳合病

歌曰 geyue

三阳合脉浮大，腹满身重难转侧。
口不仁谵遗尿，自汗白虎汤可疗。
误发汗谵语甚，误下额汗厥逆因。

研读 yandu

本句概括了《伤寒杂病论》条文：“三阳合病，腹满身重，难于转侧，口不仁，面垢，谵语遗尿。发汗则谵语，下之则额上生汗，手足逆冷。若自汗出者，白虎汤主之。自利者，宜葛根黄连黄芩甘草汤。”

本条文言邪炽于三阳，不宜发汗，亦不可下。

条文大意：三阳合病，阳明病腹气不通则腹胀满，少阳枢转不利则太阳经气痹阻则身重体重，难以转侧，热浊气出于胃，走唇舌面而口不仁，面垢。热扰神昏见谵语遗尿。若误发汗则劫阴津，热势更甚则谵语加重，下之则亡阳见额上生汗如油，三阳阳气不达四肢则手足逆冷。若不经汗下而惟自汗出者，三阳热甚，熏蒸津液而外出也，宜白虎汤。清三阳之热主治之。若不经下而自利者，盖协热利宜葛根黄连黄芩甘草汤以清三阳之热。

张令韶曰：“此言三阳合病而为谵语也。三阳合病者，太阳、阳明、少阳相合而为病也。经曰：‘阳明病则贲响腹胀。’又曰：‘浊气出于胃，走唇舌而为味，是腹满、口不仁者，病阳明之气也。’少阳枢转不利，则身重不能转侧，甚则面有微尘，是难以转侧，面垢者，病少阳之气也。膀胱不约为遗溺，是遗尿者，病太阳之气也。谵语者，合三阳之病而言也，若发汗则谵语不止。下之则下者益下、上者益上，两不相交，故额上生汗。四肢为诸阳之本，三阳不能旁达于四肢，故手足逆冷。若不经汗下而唯自汗出者，三阳热甚，熏蒸津液而外出也，宜白虎汤以清三阳之热。”

《医宗金鉴》：“三阳合病，证虽属于三阳，而热则聚于胃，故当从阳明证治。白虎汤大清胃热，急救津液以存其阴也。”

黄竹斋曰：“三阳合病之自利，盖协热利也。故宜葛根黄连黄芩甘草汤以清表里之热，治从阳明犹白虎汤之意也。”

汪苓友曰：“或问白虎汤何以能解三阳之热。答曰：病至自汗出，则太少之邪总归阳明矣，安得不从阳明而专治之耶。”

柯韵伯曰：“里热而非里实，故当用白虎而不当用承气。”

第六节　二阳并病

歌曰 geyue

病转属为并病，二阳并病共三种。

研读 yandu

本句概括了并病的定义及分类。病邪传变，而本经病未罢，两经病同见者为并病。如太阳病不解，并于阳明者，谓之太阳阳明并病，还有太阳少阳并病、少阳阳明并病。

浅田栗园曰：“并者，相并也。二病相齐并者谓之并病。故表先受病，次传于里，而并邪犹在者，名太阳阳明并病。”

一、太阳与阳明并病

歌曰 geyue

太阳病传阳明，失治误治有二因。

研读 yandu

本句概括了《伤寒杂病论》条文："本太阳病，初得病时，发其汗，汗先出不彻，因转属阳明也。"和"问曰：何缘得阳明病？答曰：太阳病，若发汗，若下，若利小便，此亡津液，胃中干燥，因转属阳明。不更衣，内实，大便难者，此名阳明也。"

第一条条文言太阳病发汗不彻，热郁于内引起阳明病。

条文大意。本为病邪在表的太阳病，初得病之时，用温燥之法发其汗，汗先出不彻虽未伤津液，但温燥之治助邪气化燥，因而转属阳明也。

黄竹斋曰："太阳中篇云：二阳并病，太阳初得病时发其汗，汗先出不彻，因转属阳明。与此节之义同。"

张令韶曰："上文言亡津液而转属，此言汗出不彻是不必亡津液而亦能转属也。"

程郊倩曰："彻者，尽也，透也。汗出不透，则邪未尽出，而辛热之药性，反内留而助动燥邪，因转属阳明。辨脉篇所云'汗多则热愈，汗少则便难'者是也。"

第二条条文言太阳病发汗太过、误下、误利小便而耗伤津液引起阳明病。

条文大意。有人问曰："何种缘故能使人得阳明病？"老师答曰："患者患太阳病，但如若误用发汗或若下，或利小便，此类情况均能导致亡失津液，胃中干燥，因此而转属成为阳明病。阳明病主要见不如厕更衣，胃肠道内实，大便困难者，此名为阳明也。"

张令韶曰："此承上章太阳阳明病而言也。盖太阳之津液生于胃腑水谷之津，太阳病若发汗，若下，若利小便，皆所以亡胃腑之津液也。津液亡，故胃中干燥，因而转属于阳明，遂不更衣。阳明内实大便难者，此太阳转属阳明而名阳明也。古人大便必更衣，故不更衣为不大便也。"

尤在泾曰："胃者，津液之腑也。汗、下、利小便，津液外亡，胃中干燥，此时寒邪已变为热，热犹火也，火必就燥，皆以邪气转属阳明也。而太阳转属阳明，其端有二，太阳初得病时，发其汗，汗先出不彻，因转属阳明也，为邪气未尽而传，其病在经；此太阳病若汗，若下，若利小便，亡津液，胃中干燥，因转属阳明者，为邪气变热而传，其病在腑也。此阳明受病之因也。"

陆九芝曰："阳明主津液所生病，病至阳明，未有不伤津液者，汗多亡阳，下多亡阴，皆谓亡津液，而欲保津液，仍在汗下之得其当。"

歌曰 geyue

伤寒病传阳明，三日脉大是其征。

研读 yandu

本句概括了《伤寒杂病论》条文："伤寒三日，阳明脉大者，此为不传也。"

本条文言太阳转属阳明之脉。

条文大意：伤寒病三日，并见阳明之脉大之象者，此为太阳病不解的情况下传入阳明也。

黄竹斋曰："犹云太阳病三日脉大者，为传属阳明之候也。此倒叙笔法。《素问·脉要精微论》云：大则病进。既传阳明，无所复传，故曰：此为不传也。太阳篇云：伤寒二三日，阳明、少阳证不见者，为不传。与此节互相发。"

方中行曰："伤寒三日，该中风而大约言也。脉大者，阳明气血俱多也。"

程郊倩曰："大为阳盛之诊，伤寒三日见此，邪已去表入里，而脉从阳热化气，知三阳当令，无复阳去入阴之虑矣。不言阴阳者。该及浮沉，具有实字之意。"

尤在泾曰："阳明之脉，人迎、趺阳皆是，伤寒三日，邪入阳明，则是二脉当大， 不得独诊于右手之附上也。"

歌曰 geyue

汗出多微恶寒，服桂枝汤微汗痊。

研读 yandu

本句概括了《伤寒杂病论》条文："阳明病，脉迟，汗出多，微恶寒者，表未解也，可发汗，宜桂枝汤。"

本条文言太阳病初传阳明经中有风邪之证治。

条文大意：太阳病初传阳明经中有风邪为病，太阳中风传至阳明，邪将入里，中风缓脉之所变见脉迟者，阳明热而肌腠疏则汗出多，太阳在表之风邪未尽解也，微恶寒者。可以解肌发汗，治宜桂枝汤。

汪苓友曰："此条言阳明病非胃家实之证，乃太阳病初传阳明经中有风邪也。脉迟者，太阳中风缓脉之所变，传至阳明，邪将入里，故脉变迟。汗出多者，阳明热而肌腠疏也。微恶寒者，太阳在表之风邪未尽解也。治宜桂枝汤以解肌发汗，以其病从太阳经来，故乃从太阳经例治之。"

歌曰 geyue

若脉浮无汗喘，宜麻黄汤发其汗。

研读 yandu

本句概括了《伤寒杂病论》条文："阳明病，脉浮，无汗而喘者，发汗则愈，宜麻黄汤。"

本条文言风寒初中阳明之证。

条文大意：风寒之气自太阳入阳明所主的肌腠为病，病邪在表则脉浮，闭拒肌腠则无汗，内壅遏肺气而喘者，发汗解肌、宣肺平喘则愈，宜麻黄汤。

尤在泾曰："此二条乃风寒初中阳明之证，其见证与太阳中风、伤寒相类，而阳明比太阳稍深，故中风之脉不浮而迟，伤寒之脉不紧而浮，以风寒之气入肌肉之分，则闭固之力少，而壅遏之力多也。而其治法则必与太阳少异，见有汗而恶寒者必桂枝可解，无汗而喘者非麻黄不发矣。"

程郊倩曰："条中无一阳明证，云阳明病者，胃已实而不更衣也。"

柯韵伯曰："此阳明之表证表脉也。二证全同太阳，而属之阳明者，不头项强痛故也。"

疾病发展常常呈现出一个渐进的过程。以上两条太阳与阳明并病，均是病势已入里，但在太阳之风邪、寒邪仍未完全解除，其主要的病位亦然在表故用桂枝汤或麻黄汤治表，断邪之后援而收功。

歌曰 geyue

不恶寒口干渴，转属阳明小便数。
宜与服五苓散，多饮暖水滋胃干。

研读 yandu

本句概括了《伤寒杂病论》条文："太阳病，寸缓关浮尺弱，其人发热汗出后，恶寒，不呕，但心下痞者，此以医下之。如其未下，病人不恶寒而渴者，此转属阳明也。小便数者，大便必硬，不更衣十日，无所苦也。渴欲饮水者，少少与之，以法救之。渴而饮水多，小便不利者，宜五苓散。”

本条文言太阳阳明并病津液不行的证治。

条文大意：本为太阳病，反见脉寸缓关浮尺弱，因为其人发热汗出后，复恶寒不呕者病仍在太阳，但见心下痞者，此以医下之后邪气内陷于胸。如对其人未用下法，则邪不内陷，病人不恶寒则邪去太阳，而渴者则属于阳明，此转属阳明也。夫病属阳明胃家则实，小便数者则津液下泄，致大便必硬，虽不更衣十日，无所苦也。若津液不行渴欲饮水者，少少与之以滋阴液，以滋其燥渴，或行其津液之法救之。若津液不行渴而饮水多，小便不利者，宜五苓散。

张隐庵曰：“太阳病，尺寸缓弱而关脉浮，则病在心胸。其人发热汗出者，阳明也。复恶寒不呕者，太阳也。太阳之气，从胸出入，心下者，胸之部也，但心下痞者，此以医下之，邪气内陷于胸，故心下痞也。如其不下者，则邪不内陷，病人不恶寒则邪去太阳，渴则属于阳明，故曰此转属阳明，而为太阳阳明也。夫病属阳明胃家则实，小便频数则津液下泄，故大便必硬，此实在肠胃，虽不更衣，十日无所苦也。若津液不行而渴欲饮水者，须少少与之以滋阴液。但以法救之者，或滋其燥渴，或行其津液。夫五苓散既行津液，复滋燥渴，故又曰渴者宜五苓散。”

刘昆湘曰：“病人不大便至十日之久，其间渴欲饮水，但宜少少频与，勿令恣饮。若饮水过多，胃虽消而脾不能纳，则水湿停蓄，津凝不化，由小便频数转为小便不利。法当与五苓散温脾利水，使气化津生则传导自畅，所谓但以法救之者即此。”

张兼善曰：“十日不更衣而不用攻伐，何也？曰：此非结热，乃津液不足，虽不大便，而无潮热、谵语可下之证，当须审慎，勿以日数久而辄为攻下也。”

歌曰 geyue

汗不解蒸蒸热，调胃承气汤宜啜。

研读 yandu

本句概括了《伤寒杂病论》条文："太阳病二日，发汗病不解，蒸蒸发热者，属阳明也，调胃承气汤主之。"

本条文言太阳阳明并病。

条文大意：胃燥素盛者患太阳病二日，用发汗法而病不解，徒伤津液内伤加重而症见蒸蒸发热者，属阳明也，调胃承气汤主之。

程郊倩曰："何以发汗不解，便属胃，盖以胃燥素盛，故他表证虽罢，而汗与热不解也。第征其热如炊笼蒸蒸而盛，则知汗必连绵濈濈而来，此即大便已硬之征，故曰属胃也。热虽聚于胃，而未见潮热谵语等证，主以调胃承气汤者，于下法内从乎中治，以其为日未深故也。表热未除而里热已待，病势久蕴于前矣，只从发汗后一交替耳。凡本篇中云太阳病，云伤寒，而无"阳明病"字者，皆同此病机也。要之脉已不浮而大可知。"

歌曰 geyue

热不潮腹大满，小承气汤和胃安。

研读 yandu

本句概括了《伤寒杂病论》条文："阳明病，脉实，虽汗出而不恶热者，其身必重，短气，腹满而喘，有潮热者，此外欲解，可攻里也。手足濈然汗出者，此大便已硬也，大承气汤主之；若汗多，微发热恶寒者，外未解也，其热不潮者，未可与承气汤；若腹大满不通者，可与小承气汤微和胃气，勿令大泄下。"（宋版为脉迟，恶寒、勿令至大泄下。)

本条文言太阳阳明并病未至亢热之证治。

条文大意：阳明病，脉实示邪实，因邪热初结故见虽汗出而不恶热者，其表里邪盛，阻碍经脉则身必重，阻气息升降则短气，腹满而喘，有正气乘旺时而与邪相争，而见潮热者，此外证欲解，里实为主，可攻里也。热迫津汗出，但津液不足惟见手足濈然汗出者，此症示大便已硬也，大承气汤主之；若周身汗多，微发热恶寒者，为外证未解也，其热未成实故发热不呈潮热之势者，未可攻下，不得与承气汤；如若见腹大满不通之急者，而未见潮热，可与小承气汤微和胃气，勿用大承气汤令大泄下。

黄竹斋曰："此节乃正阳阳明，本经病入于腑之证治。阳明病脉实者，可下之候也。虽汗出而不恶热者，乃胃家初实未至亢热之征，表里邪盛，经脉有所阻，故其身必重。胃家糟粕燥结，阻其气息升降之道路，故短气腹满而喘。阳明旺于申酉戌，胃为水谷之海，正气乘旺时而与邪相争，如潮之有信，此胃实之征，故曰有潮热者，此外欲解，可攻里也。"

成无已曰："身重短气、腹满而喘，有潮热者，热入腑也。四肢诸阳之本，津液足为热蒸之，则周身汗出；津液不足为热蒸之，其手足濈然而汗出，知大便已硬也，与大承气汤以下胃热。经曰：潮热者，实也。其热不潮，是热未成实，故不可便与大承气汤；虽有腹大满不通之急，亦不可与大承气汤；与小承气汤微和胃气。"

徐灵胎曰："四肢为诸阳之本，濈然汗出，阳气已盛于土中矣。以此验大便之硬又一法。腹满不通，虽外未解，亦可用小承气，此方乃和胃之品，非大下之峻剂故也。"

钱天来曰："热邪归胃，邪气依附于宿食粕滓而郁蒸煎迫，致胃中之津液枯竭，故发潮热而大便硬也。若不以大承气汤下之，必至热邪败胃，谵语狂乱，循衣摸床等变而至不救。"

大承气汤方

大黄四两（酒洗）　厚朴半斤（去皮，炙）　枳实五枚（炙）　芒硝三合

上四味，以水一斗，先煮二物，取五升，去滓，内大黄，更煮，取二升，去滓，内芒硝，更上微火一两沸，分温再服。得下，余勿服。

成无己曰："《内经》曰：'燥淫所胜，以苦下之。'大黄、枳实之苦，以润燥除热。又曰：'燥淫于内，治以苦温，'厚朴之苦以下燥。又曰：'热淫所胜，治以咸寒。'芒硝之咸以攻蕴热。承，顺也。伤寒邪气入胃者，谓之入腑，腑之为言聚也。胃为水谷之海，荣卫之源，水谷会聚于胃，变化而为荣卫，邪气入于胃也，胃中气郁滞，糟粕秘结，壅而为实，正气不得舒顺也。《本草》曰：'通可去滞，泄可取邪。'塞而不利，闭而不通，以汤荡涤，使塞者利而闭者通，正气得以舒顾，是以承气名之。"

舒驰远曰："大黄荡实热，厚朴通气壅，枳实破气结，芒硝软坚而兼能润肠中之干涩也。"

柯韵伯曰："夫诸病皆因于气，秽物之不去，由于气之不顺，故攻积之剂必用行气之药以主之。亢则害，承乃制，此承气之所由。又病去而元气不伤，此承气之义也。夫方分大小，有二义焉，厚朴倍大黄是气药为君，名大承气；大黄倍厚朴是气药为臣，名小承气。味多性猛，制大其服，欲令泄下也，因名曰大；味少性缓，制小其服，欲微和胃气也，故名曰小。二方煎法不同，更有妙义，大承气用水一斗，先煮枳朴，煮取五升，入大黄煮取二升，内硝者，以药之为性，生者锐而先行，熟者气钝而和缓，仲景欲使芒硝先化燥屎，大黄继通地道，而后枳朴除其痞满，缓于制剂者，正以急于攻下也；若小承气则三物同煎，不分次节，而服只四合，此求地道之通，故不用芒硝之峻，且远于大黄之锐矣，故称为微和之剂。"

程知曰："调胃承气大黄用酒浸，大承气大黄用酒洗，皆为芒硝之咸寒而以酒制之。若小承气不用芒硝，则亦不事酒浸洗矣。"

《内台方议》："仲景所用大承气者二十五证，虽曰各异，然

即下泄之法也，其法虽多，不出大满、大热、大实，其脉沉实滑者之所当用也。”

《千金方》：“大承气治正阳阳明病，潮热，不大便六七日，短气，腹满而喘，手足濈然汗出方。”

《总病论》：“凡脉沉细数为热在里，又兼肠满咽干，或口燥舌干而渴者，或六七日不大便，小便自如，或目中瞳子不明，无外证者，或汗后脉沉实者，或下利，三部脉皆平，心下坚者，或连发汗已，不恶寒者，或已经下，其脉浮沉，按之有力者，宜大承气汤。”

《伤寒蕴要》：“大抵下药必切脉沉实，或沉滑，沉疾有力者，可下也。再以手按脐腹硬者，或叫痛不可按者，则下之无疑也。凡下后不解者，再按脐腹有无硬处，如有手不可按下，未尽也，复再下之。若下后腹中虚软，脉无力者，此为虚也。”

《古今医统》：“大承气汤治癫狂热壅，大便秘结。”

《伤寒绪论》：“治病人热甚，脉来数实，欲登高弃衣，狂言骂詈，不避亲疏。盖阳盛则四肢实，实则能登高也。大承气汤。”

《直指方》：“热厥者，初病身热，然后发厥，其人畏热，扬手掷足，烦躁饮水，头汗，大便秘，小便赤，怫郁昏愦。盖当下失下，气血不通，故四肢逆冷，所谓热深则厥深。所谓下证悉俱见厥逆者，此也，与大承气汤。”

歌曰 geyue

表证罢发潮热，手足濈然汗出彻。
腹满喘而谵语，大便硬宜大承气。

研读 yandu

本句概括了《伤寒杂病论》条文：“二阳并病，太阳证罢，但发潮热，手足漐漐汗出，大便难而谵语者，下之则愈，宜大承气汤。”

本条文言二阳并病，太阳证罢之证治。

条文大意：太阳阳明二阳并病，太阳证罢后，但见乘胃旺时而与邪相争发潮热，热迫津汗出，唯见手足漐漐汗出，津伤则大便难，胃家糟粕燥结，阻其气息升降之道路，故腹满而喘，胃热扰神而谵语者，下之热泻津存则愈，宜大承气汤。

成无已曰："本太阳病，并于阳明，名曰并病。太阳证罢，是无表证；但发潮热，是热并阳明。一身汗出为热越，今手足漐漐汗出，是热聚于胃也，必大便难而谵语。经曰：手足漐然而汗出者，必大便已硬也。与大承气汤，以下胃中实热。"

程郊倩曰："病有只据目下，不据从前者，必从前证尽罢，转属例同此。"

歌曰 geyue

表未罢或呕多，不可逆用攻下药。

研读 yandu

本句概括了《伤寒杂病论》条文："伤寒呕多，虽有阳明证，不可攻之。"

本条文言病在表、在上不可攻下。

条文大意：太阳伤寒者素有胃寒者呕多，或兼少阳病者喜呕，且多呕伤气津，故遇呕多者，虽有阳明证，不可攻之，攻胃寒必下利清谷，攻少阳，必挟热下利，攻气津伤，必有气津脱失之虑。

成无已曰："呕者，热在上焦，未全入腑，故不可下。"

章虚谷曰："胃寒则呕多，兼少阳之邪则喜呕，故虽有阳明证，不可攻下也。若胃寒而攻之，必下利清谷；兼少阳而攻之，必挟热下利矣。"

喻嘉言曰："呕多诸病，不可攻下，不特伤寒也。"

柯韵伯曰："呕多是水气在上焦，虽有胃实证，只宜小柴胡以通液，攻之，恐有利遂不止之祸。"

歌曰 geyue

误治转由发汗，或吐或下利小便。
亡津液胃干燥，转属阳明脾约病。

研读 yandu

本句概括了《伤寒杂病论》条文："问曰：'何缘得阳明病？'答曰：'太阳病，若发汗，若下，若利小便，此亡津液，胃中干燥，因转属阳明。不更衣，内实，大便难者，此名阳明也。'""太阳阳明者，脾约是也……。"

本条文言太阳误治伤津转属阳明及脾约的病因及主症。

条文大意：有人问曰："何种缘故能使人得阳明病？"老师答曰："患者患太阳病，但如若误用发汗，或若下，或若利小便，此类情况均能导致亡失津液，胃中干燥，因此而转属成为阳明病。阳明病主要见不如厕更衣，胃肠道内实，大便困难者，此名为阳明也。"太阳病，发汗不彻，邪热传入阳明，亡其津液；同时脾为胃行津液者也，胃家邪热盛，反约制其脾不得为胃行津液，胃中干燥，致燥渴便硬，称脾约是也。

章虚谷曰："太阳阳明者，谓邪由太阳传入阳明，即化为热则不恶寒而反恶热也。脾主为胃行津液者也，胃家邪热盛，反约制其脾不得为胃行津液，故致燥渴便硬。如白虎汤滋其燥渴也，脾约丸通其燥结也。"

歌曰 geyue

头痛热小便清，发汗须藉桂枝功。

研读 yandu

本句概括了《伤寒杂病论》条文："伤寒不大便六七日，头痛有热者，与承气汤；其小便清者，知不在里，仍在表也，当须发汗，宜桂枝汤。"

本条文言头痛发热有在里、在表之不同。

条文大意：伤寒不大便六七日，因热甚于里，而上承于头见头痛有热者，与承气汤上承热气于下以泄其里热；在用攻下前要以小便辨一下头痛属表还是属里，若其尿短赤者，与承气汤，若其小便清者，知邪不在里，仍在表也，当须发汗，宜用桂枝汤解表。

程郊倩曰："伤寒不大便六七日，宜属里也，而其人却头痛，欲攻里则有头痛之表证可疑，欲解表则有不大便之里证可疑，表里之间何从辨之，以热辨之而已。热之有无，何从辨之，以小便辨之而已，有热者，小便必短赤，热已入里，头痛只属热壅，可以攻里；其小便清者，无热可知，热未入里，不大便只属风秘，仍须发汗。"

汪苓友曰："若头痛不已者，为风寒之邪上壅，热甚于经，势必致衄，须乘其未衄之时，宜用桂枝汤以汗解之。"

张令韶曰："此明头痛有在里、在表、在经之不同也。不大便六七日，热在里也。头痛有热者，热甚于里，而上承于头也。与承气汤，上承热气于下以泄其里热。其头痛而小便清者，知热不在里而在表也，当须发汗以泄其表热。"

歌曰 geyue

误吐后腹胀满，调胃承气汤服安。

研读 yandu

本句概括了《伤寒杂病论》条文："伤寒吐后，腹胀满者，与调胃承气汤。"

本条文言邪气因吐而内陷证治。

条文大意：伤寒用吐法后，上越邪气未散反因吐而邪热内陷见腹胀满者，因吐后气伤，又不可以大下，与调胃承气汤。

成无己曰："《内经》曰：'诸胀腹大，皆属于热。'热在上焦则吐，吐后不解，复腹胀满者，邪热入胃也。与调胃承气汤下胃热。"

徐灵胎曰："已吐而胃中仍满，则非上越所能愈，复当下行矣。"

尤在泾曰："吐后腹胀满者，邪气不从吐而外散，反因吐而内陷也。然胀形已具，自必攻之使去，而吐后气伤，又不可以大下，故亦宜大黄、甘草、芒硝调之，俾反于利而已。设遇庸工见其胀满，必以枳朴为急矣。"

歌曰 geyue

吐下汗小便数，大便硬与小承和。

研读 yandu

本句概括了《伤寒杂病论》条文："太阳病，若吐、若下、若发汗后，微烦，小便数，大便因硬者，与小承气汤和之愈。"

本条文言吐下发汗致表邪乘虚传里证治。

条文大意：太阳病，若吐、若下、若发汗后，皆损津液，表邪乘虚传里，胃家失润，燥气客胃见微烦，而小便数，大便因硬者，与小承气汤滋液以润肠胃和之愈。

黄竹斋曰："吐下则胃及大肠中之实已去，而微烦者，知其小肠尚遗有热邪，而上冲与其合之心也。此与不经吐下而烦属胃者殊矣。"

成无已曰："吐下发汗，皆损津液，表邪乘虚传里。大烦者，邪在表也；微烦者， 邪入里也。小便数，大便因硬者，其脾为约也。小承气汤和之愈。"

程郊倩曰："吐下汗后而见烦证，征之于大便硬，固非虚烦者比。然烦既微而小便数，当由胃家失润，燥气客之使然，胃虽实，非大实也。和以小承气汤，取其滋液以润肠胃，和也，非攻也。"

歌曰 geyue

脾约证大便坚，小便数宜麻仁丸。

研读 yandu

本句概括了《伤寒杂病论》条文："趺阳脉浮而涩，浮则胃气强，涩则小便数，浮数相搏，大便因硬，其脾为约，麻子仁丸主之。"

本条文言脾约证的证治。

条文大意：足趺上五寸骨间，去陷骨三寸之趺阳脉浮而涩，浮为阳，则知胃气强；涩为阴，则知脾输布津液受约束，但输膀胱则小便数，若见脉浮数相搏，则示胃热脾弱，津液受损输布受约束致肠枯，大便因此坚硬而粪粒小，其临床所见均是脾为约束，脾阴不得四布，麻子仁丸通肠润燥以主之。

成无已曰："趺阳者，脾胃之脉诊。浮为阳，知胃气强；涩为阴，知脾为约。约者，俭约之约，又约束之约。《内经》曰：'饮入于胃，游溢精气，上输于脾，脾气散精，上归于肺，通调水道，下输膀胱，水精四布，五经并行，是脾主为胃行其津液者也。'今胃强脾弱，约束津液，不得四布，但输膀胱，致小便数，大便难，与脾约丸通肠润燥。”

汪苓友曰：“趺阳者，胃脉也，在足趺上五寸骨间，去陷骨三寸。成注以胃强脾弱为脾约作解，推其意，以胃中之邪热盛为阳强，故见脉浮，脾家之津液少为阴弱，故见脉涩。”

程郊倩曰：“脾约者，脾阴外渗，无液以滋，脾家先自干槁了，何能以余阴荫及肠胃，所以胃火盛而肠枯，大肠坚而粪粒小也。麻仁丸宽肠润燥，以软其坚，欲使脾阴从内转耳。”

徐灵胎曰：“此即论中所云，太阳阳明者脾约是也。太阳正传，阳明不复再传，故可以缓法治之。”

麻子仁丸方

麻子仁三升　芍药半斤　枳实半斤（炙）　大黄一斤（去皮）　厚朴一尺（炙）　杏仁一升（去皮尖）

上六味，蜜为丸，如梧桐子大。饮服十丸，日三服。渐加，以知为度。

《医心方》引《小品方》云：“厚朴一尺及数寸者，厚三分，广一寸半，为准。”

《三因方》：“本方厚朴当用六钱。”

陈灵石曰：“脾为胃行其津液也，今胃热而津液枯，脾无所行而为之穷约。故取麻仁、杏仁多脂之物以润燥，大黄、芍药苦泄之药以破结，枳实、厚朴顺气之药以行滞。以蜜为丸者，治在脾而取缓，欲脾不下泄其津液而小便数已，还津液于胃中而大便难已也。”

张隐庵曰：“大便利，腹中和为知。徐灵胎曰：此润肠之主方。”

《活人书》：“脾约丸治老人津液少，大便涩；又脚气有风，大便结燥者。”

《济生方》：“脾约麻仁丸虽不言治肿，然水肿人肾肿，水光不可行者，三服神验。“

程郊倩曰：“何以发汗不解，便属胃，盖以胃燥素盛，故他表证虽罢，而汗与热不解也。第征其热如炊笼蒸蒸而盛，则知汗必连绵濈濈而来，此即大便已硬之征，故曰属胃也。热虽聚于胃，而未见潮热谵语等证，主以调胃承气汤者，于下法内从乎中治，以其为日未深故也。表热未除而里热已待，病势久蕴于前矣，只从发汗后一交替耳。凡本篇中云太阳病，云伤寒，而无“阳明病”字者，皆同此病机也。要之脉已不浮而大可知。”

二、太阳与少阳并病

歌曰 geyue

太阳与少阳并，五六日间风寒同。
不饮食心烦呕，往来寒热胁满苦。
胸满烦或口渴，身有微热咳嗽作。
腹中痛胁下痞，小便不利心下悸。
见一证不必具，小柴胡汤即可与。

研读 yandu

上五句概括了《伤寒杂病论》条文：“伤寒五六日中风，往来寒热，胸胁苦满，嘿嘿不欲食饮，心烦喜呕，或胸中烦而不呕，或渴，或腹中痛，或胁下痞硬，或心下悸，小便不利，或不渴，身有微热而咳者，小柴胡汤主之。”“伤寒与中风，有柴胡证，但见一证便是，不必悉具。”

上两条条文言太阳与少阳合病的证治。

第一条条文大意：伤寒五六日、或中风五六日，邪入躯壳之里，脏腑之外之半表半里少阳所主之部位，邪入而并于阴则寒，出而并于阳则热，寒热间作而见往来寒热，少阳之脉循胸络胁，邪凑少阳经见胸胁苦满，少阳胆木受邪则妨胃土则嘿嘿不欲食饮，胆为阳木而居清道，为邪所郁，火无从泄，逼炎心分，故心烦、邪热伏饮搏于胸胁涌而上溢故喜呕，或因邪热内浸君主则胸中烦而中胃和而不虚则不呕，或因阳明燥金之气甚则渴，或因邪于中土则腹中痛，或因厥阴肝气不舒则胁下痞硬，或因肾气上乘而积水在下则心下悸，小便不利，或邪仍在太阳则不渴，身有微热而肺气逆咳者，小柴胡汤主之。

程郊倩曰："少阳无自受之邪，俱从太阳逼蒸而起，故曰伤寒中风，非寒伤少阳，风中少阳也。职属中枢，去表稍远，邪必逗延而后界此，故曰五六日。少阳脉循胁肋，在腹阳背阴两歧间，在表之邪欲入里，为里气所拒，故寒往而热来；表里相拒而留于歧分，故胁肋苦满；神识以拒而昏困，故嘿嘿；木受邪则妨土，故不欲食。胆为阳木而居清道，为邪所郁，火无从泄，逼炎心分，故心烦；清气郁而为浊，则所痰滞，故喜呕。呕则木火两舒，故喜之也。此则少阳定有之证。"

第二条条文大意：伤寒与中风，或有口苦，或咽干目眩，或耳聋无闻，或胁下痞硬，或呕不能食，往来寒热等柴胡证，但见一证便是，不必悉具。

汪苓友曰："伤寒中风者，谓或伤寒或中风，不必拘也。柴胡证者，谓邪入少阳，在半表半里之间也。但见一证，谓或口苦，或咽干目眩，或耳聋无闻，或胁下痞硬，或呕不能食，往来寒热等，便宜与柴胡汤。故曰呕而发热者，小柴胡汤主之，不必待其证候全具也。"

柯韵伯曰："柴胡为枢机之剂，风寒不全在表，未全入里者，皆可用。故证不必悉具，而方有加减也。凡柴胡汤病证而误下之，若柴胡证不罢者，复与柴胡汤，必蒸蒸而振，却复发热，汗出而解。"

成无已曰："邪在半表半里之间，为柴胡证，即未作里实，医便以药下之，若柴胡证仍在者，虽下之不为逆，可复与柴胡汤以和解之。得汤邪气还表者，外作蒸蒸而热。先经下里虚，邪气欲出内，则振振然也。正气盛，阳气生，却复发热汗出而解也。"

钱天来曰："蒸蒸者，热气从内达外，如蒸炊之状也。邪在半里不易达表，必得气蒸肤润，振战鼓栗，而后发热汗出而解也。"

歌日 geyue

八九日如疟状，脉微恶寒身必痒。
阴阳虚当小汗，宜服桂麻汤各半。

研读 yandu

本句概括了《伤寒杂病论》条文："太阳病，得之八九日，如疟状，发热，恶寒，热多，寒少，其人不呕，清便欲自可，一日二三度发，脉微缓者，为欲愈也；脉微而恶寒者，此阴阳俱虚，不更发汗、更吐、更下也；面色反有热色者，未欲解也，以其不能得小汗出，身必痒，宜桂枝麻黄各半汤。"

本条文言病在太阳，值少阳主气之期而藉其枢转。

条文大意：太阳头痛项强，发热恶寒之病，得之八日已过，至九日，正当少阳主气之期，藉其陷气以为枢转，荣阴卫阳之相争，阳郁于内则发热，阴郁于中则恶寒，故如疟状，出现类似寒热往来，但其发热恶寒，为太阳本证，与真疟不同，寒热并见之中，热较多而寒却少；因邪不转属少阳，其人不呕；邪不转属阳明，清便欲自可；正气颇旺，频与邪争，其寒热一日二三度发，不似疟之有定候；太阳以阳为主，热多是主胜客负，露出吉兆，脉微者为邪衰，缓者为正复，皆为欲愈之证脉也。盖太阳底面即是少阴，设脉但见其微，而不见其缓，是太阳邪衰而少阴正亦衰；不见其发热，而但见其背恶寒者，是太阳客胜少阴主负。此不独太阳虚，而少阴与太阳俱虚，不可更发汗、更下、更吐也。太阳病，得之八、九日欲愈时，虚弱的阳气虽未败，也只能鼓郁热之气见于面而面色反有热色者，不能彻底鼓邪外出，故未能遂其所欲，自作小汗而解也。兹以其不能得小汗出，知郁热之气欲达于肌表，欲出而不能出，肌表之气失和周身必痒，宜桂枝麻黄各半汤以助之。

黄坤载曰："如疟者，荣阴卫阳之相争，阳郁于内，则发热；

阴郁于中，则恶寒。此先中于风而后伤于寒。荣泄卫闭，彼此交争，故寒热往来如疟也。太阳病，得之八九日之久，证如疟状，发热，恶寒，发热多而恶寒少，此风多于寒，卫伤颇重，而荣伤颇轻。若其人上不呕，下不泄，则中气未伤。寒热一日二三度发，则正气颇旺， 频与邪争。脉微和缓，则邪气渐退，是为欲愈无用治也。若其脉微弱而又恶寒者，此卫阳荣阴之俱虚。盖荣虚则脉微，卫虚则恶寒，后章无阳即解此句。虚，故不可更以他药发汗、吐、下也。如果发热，脉浮，是后章桂枝越婢之证也。若外不恶寒而面上反有热色者，是阳气蒸发欲从外解，而表寒郁迫未欲解也，使得小汗略出，则阳气通达，面无热色矣。以其正气颇虚，不得小汗，阳郁皮腠，莫之能通，是其身必当发痒， 解之以桂枝麻黄各半汤。”

张路玉曰：“首节颇似小柴胡证，故以不呕清便自调证之。次节虽脉微、恶寒，止宜小建中加黄芪，以温分肉司开阖，原非温经之谓。后节面色反有热色，言表邪未尽， 故宜各半，不可与面合赤色比类而观也。”

《伤寒论识》：“清圊通。”《说文》云：“厕，清也。”《脉经》引《四时经》云：“清溲痢通。”注云：“清者厕也。可以征焉。自可与自调同。”《活人书》注云：“清便自调，便是大便如常是也。”

桂枝麻黄各半汤

桂枝汤三合，麻黄汤三合，并为六合，顿服之，将息如桂枝汤法。

《方议》：“桂枝汤治表虚，麻黄汤治表实，二者均曰解表，有霄壤之异也。今此二方合而用之，乃解其表不虚不实者也。”

柯韵伯曰：“此因未经发汗而病日已久，故于二汤各取三合，并为六合，顿服而急汗之，犹水陆之师各有节制，两军相为表里，异道夹攻之义也。后人莫其分两合为一方，大失仲景制方之意也。”

徐灵胎曰：“微邪已在肤中，欲自出不得，故身痒。以此汤取其小汗，足矣。阳明篇云：身痒如虫行皮中状者，此以久虚故也。此方乃治邪退后至轻之剂，犹勿药也。”

《类聚方广义》：“痘疮热气如灼，表郁而见点难，或见点稠密而风疹交出，或痘迟不胀，喘咳咽痛者，宜桂枝麻黄各半汤。”

《方函口诀》：“此方用于发风疹而痒痛者，宜之。”

歌曰 geyue

形似疟日再发，桂二麻一汤合佳。

研读 yandu

本句概括了《伤寒杂病论》条文：“太阳病，服桂枝汤后，大汗出，脉洪大者，与白虎汤；若形似疟，一日再发者，宜桂枝二麻黄一汤。”

本条文言太阳之气在肌而复通于表。

条文大意：如医者辨为太阳肌腠之病，服桂枝汤，宜取微似汗者为佳；若未按桂枝汤用法用药致逼取大汗流漓而出，则病反不除，营血为药势鼓动，其脉势必变浮缓而为洪大者，为津液外越，化燥而转属之阳明，当与白虎汤；若大汗出兼见寒热往来其病形似疟，因风邪泊于荣卫，动静无常，故一日再发，但疟有定时，而此则作止无常，见日再发而与疟分别者，宜桂枝二麻黄一汤。

柯韵伯曰：“服桂枝汤后而恶寒发热如疟者，是本当用麻黄发汗，而用桂枝则汗出不彻故也。凡太阳发汗太过，则转属阳明，不及则转属少阳，此虽寒热往来而头项强痛未罢，是太阳之表尚在。夫疟因暑邪久留而内著于募原，故发作有时，日不再作，此因风邪泊于荣卫，动静无常，故一日再发，或三度发耳。邪气稽留于皮毛肌肉之间，固非桂枝汤之可解，已经汗过，又不宜麻黄汤之峻攻，故取桂枝汤三分之二，麻黄汤三分之一，合而服之，再解其肌，微开其表，审发汗于不发之中，此又用桂枝后，更用麻黄法也。后人合为一方者，是大背仲景比较二方之轻重，偶中出奇之妙理矣。”

桂枝二麻黄一汤方

即桂枝汤二升，麻黄汤一升，合为三升，每服一升，日三服。

将息如桂枝汤法。

桂枝一两十七铢（去皮） 芍药一两六铢 麻黄十六铢（去节） 生姜一两六铢（切） 杏仁十六个（去皮尖） 甘草一两二铢（炙） 大枣五枚（擘）

上七味，以水五升，先煮麻黄一二沸，去上沫，内诸药，煮取二升，去滓。温服一升，日再服。本云，《桂枝汤》二分，《麻黄汤》一分，合为二升，分再服。今合为一方，将息如前法。臣亿等谨按，《桂枝汤》方，桂枝、芍药、生姜各三两，甘草二两，大枣十二枚。《麻黄汤》方，麻黄三两，桂枝二两，甘草一两，杏仁七十个。今以算法约之，《桂枝汤》取十二分之五，即得桂枝、芍药、生姜各一两六铢，甘草二十铢，大枣五枚。《麻黄汤》取九分之二，即得麻黄十六铢，桂枝十铢三分铢之二，收之得十一铢，甘草五铢三分铢之一，收之得六铢，杏仁十五个九分枚之四，收之得十六个。二汤所取相合，即共得桂枝一两十七铢，麻黄十六铢，生姜、芍药各一两六铢，甘草一两二铢，大枣五枚，杏仁十六个，合方。

徐灵胎曰："此与桂枝麻黄各半汤意略同，但此因大汗出之后，故桂枝略重而麻黄略轻。"

歌曰 geyue

肢节痛心下结，柴胡桂枝汤最协。

研读 yandu

本句概括了《伤寒杂病论》条文："伤寒六七日，发热微恶寒，肢节烦疼，微呕，心下支结，外证未去者，柴胡桂枝汤主之。"

本条文言太阳经气结于经脉别支之证治。

条文大意：伤寒六日已过，至于七日，又值太阳主气之期寒热当退，但因经太阳经气郁结于表故仍有发热微恶寒，结于经脉之支，骨节之交，故肢节烦疼，经气郁而正气欲疏散之则微呕，结于太阳经支络，故心下支结。外证未去且有入里之证者，以柴胡桂枝汤主之，取其解外，又达太阳之气，而解支节之结。

柯韵伯曰："伤寒六七日，正寒热当退之时，尚见发热、恶寒诸表证，更兼心下支结诸里证，表里不解，法当双解之，然恶寒微，则发热亦微可知，支节烦痛，则一身骨节不痛可知。微呕心下亦微结，故谓之支结。表证虽不去而已轻，里证虽已，见而未甚，此太阳、少阳并病之轻者，故取桂枝之半，以解太阳未尽之邪，取柴胡之半以解少阳之微结。凡口不渴，身有微热者，当去人参，此以六七日来邪虽不解而正气已虚，故用人参以和之也。外证虽在而病机已见于里，故方以柴胡冠桂枝之前，为双解两阳之轻剂。"

《明理论》："烦疼即热疼。"

《素问》六元正纪大论："厥阴所至为支痛。王注：支，拄妨也。"

程郊倩曰："结，即结胸之结。支者，撑也，若有物撑搁在胸胁间，即下条之微结也。"

《活人书》："外证未解，心下妨闷者，非痞也，谓之支结，柴胡桂枝汤主之。"

柴胡桂枝汤方

桂枝一两半　黄芩一两半　人参一两半　甘草一两（炙）　芍药一两半　大枣六枚　生姜一两半（切）　柴胡四两　半夏二合半

上九味，以水七升，煮取三升，去滓。温服一升，日三服。

按：此方即小柴胡汤二分之一，加桂枝汤二分之一之合方。甘草、姜、枣为二方之公共品，故不增其分量，以重在外证未去，故不再煎也。

《脉经》："发汗多，亡阳谵语者，不可下，与柴胡桂枝汤和其荣卫，以通津液，后自愈。"

《外台秘要》："疗寒疝腹中痛者，柴胡桂枝汤。"（即本方）

《三因方》："柴胡加桂枝汤治少阳伤风，四五日身热，恶风，颈项强，胁下满，手足温，口苦而渴，其脉阳浮阴弦。"（即本方）

《伤寒六书》："阳明病，脉浮而紧，必潮热发作有时，但脉浮者必盗汗出，柴胡桂枝汤。"

《证治准绳》："柴胡桂枝汤治疟，身热、汗多。"

歌曰 geyue

头汗出心中烦，柴胡干姜汤可安。

研读 yandu

本句概括了《伤寒杂病论》条文："伤寒五六日，已发汗而复下之，胸胁满微结，小便不利，渴而不呕，但头汗出，往来寒热，心烦者，此为未解也。柴胡桂枝干姜汤主之。"

本条文言太阳病值厥阴主气之期而为微结之证治。

条文大意：伤寒过五日而至六日，为厥阴主气之期，"厥阴之上，中见少阳"，已发汗而复下之，则逆其少阳之枢不得外出，故胸胁满不似结胸证之大结，而为微结，气不得下行，故小便不利。"少阳之上，火气治之"，少阳有火故渴，无枢转外出之机，故渴而不呕；热结在上而不在下，故身无汗但头汗被蒸而出；少阳之邪未解欲枢转而不能故往来寒热；厥阴内属心包，少阳与厥阴为表里，少阳郁热而见心烦者，此为太阳之病，六日而涉厥阴之气，不能得少阳之枢以外出，而未解也，以柴胡桂枝干姜汤主之。

章虚谷曰："已发汗而复下之，胸胁满微结，余邪在少阳也。小便不利，渴而不呕者，津液伤而经络闭，故身无汗，但头汗出，邪热上蒸也。往来寒热，心烦者，皆少阳之邪未解也。故以柴胡转少阳之枢，桂枝通荣，干姜、黄芩调其阴阳，栝蒌滋津液，牡蛎镇肝，合姜、桂消胸胁之痞满，而以甘草和中。因其邪正错杂，清浊混淆，故初服则药病相格而微烦，复服则表里气通，汗出而愈。"

柯韵伯曰："汗下后而柴胡证仍在者，仍用柴胡汤加减。此因增微结一证，故变其方名耳，此微结与阳微结不同，阳微结对纯阴结而言，是指大便硬，病在胃，此微结对大结胸而言，是指心下痞，其病在胸胁，与心下痞硬、心下支结同义。”

柴胡桂枝干姜汤方

柴胡半斤　桂枝三两　干姜二两　栝蒌根四两　黄芩三两　牡蛎二两（熬）　甘草二两（炙）

上七味，以水一斗二升，煮取六升，去滓，再煎取三升。温服一升，日三服。初服微烦，复服汗出便愈。

汪苓友曰：“即小柴胡加减方也。据原方加减法云，胸中烦而不呕者，去半夏、人参加栝蒌实；若渴者，去半夏，兹者心烦渴而不呕，故去半夏、人参，加栝蒌根四两。若胁下痞硬，去大枣，加牡蛎，兹者胸胁满微结，即痞硬也，故去大枣加牡蛎二两。若心悸小便不利者，去黄芩加茯苓，兹者小便不利，心不悸而但烦，是为津液少而燥热，非水蓄也，故留黄芩不加茯苓。又云若咳者，去人参、大枣、生姜，加五味子、干姜，兹不因咳，而以干姜易生姜者何也？盖干姜味辛而气热，其用有二，一以辛散胸胁之微结，一以热济黄芩、栝蒌根之苦寒，使阴阳和而寒热已焉。”

陈修园曰：“太阳之病，六日而涉厥阴之气，不能得少阳之枢以外出，若此，此为未解也，此汤达表、转枢、解结、止渴、理中，各丝丝入扣。”

《金匮要略》附方：“《外台》柴胡桂姜汤治疟寒多微有热，或但寒不热，服一剂如神。”

《活人书》：“干姜柴胡汤治妇人伤寒，经脉方来，初断，寒热如疟，狂言见鬼。”（即本方无黄芩）

《张氏医通》：“汤子端，恶寒发热，面赤足冷，六脉弦细而数，自言不谨后受寒，以为伤寒阴证，余曰：阴证无寒热例，与柴胡桂枝汤二服而痊。”

歌曰 geyue

十余日热结里，往来寒热大柴宜。

研读 yandu

本句概括了《伤寒杂病论》条文："伤寒十余日，热结在里，复往来寒热者，与大柴胡汤。"

本条文言太阳不能从枢以外出，热结于里的证治。

条文大意：太阳伤寒十余日，热结在太阳之里的胸中，若得少阳枢转，复作往来寒热者，有太阳邪气借枢转之机欲外出之征，可与大柴胡汤，迎其机以导之。

黄竹斋曰："热邪入里，在肠胃则结于糟粕，在胸胁则结于水饮，各随其所有而为病耳。大柴胡治热结在里，病于下也。大陷胸治水结胸胁，病于上也。大柴胡证亦有心下急，心中痞硬之候，故此节以头汗出辨其热结之上下也。"

张钱塘云："太阳寒水之气，内出于胸膈，外达于皮肤，从枢以外出，则有往来寒热之象，不能从枢以出，而结于胸膈有形之间，则无形寒水之气，遂结而为有形之水矣。"

陈修园曰："令水气泄于下而正气运于上，则枢转亦利矣。盖大柴胡汤为枢转之捷剂，而大陷胸汤为泄邪之峻药，虽不能转枢，然邪去而枢转亦何难之有？"

成无已曰："伤寒十余日，热结在里，是可下之证，复往来寒热，为正邪纷争，未全敛结，与大柴胡汤下之。但结胸无大热者，非热结也，是水饮结于胸胁，谓之水结胸。周身汗出者，是水饮外散，则愈；若但头微汗出，余处无汗，是水饮不得外泄，停畜而不行也，与大陷胸汤以逐其水。"

舒驰远曰："热结在里，必大便闭结，舌苔干燥，渴欲饮冷也。而复往来寒热，大柴胡汤可用。"

程郊倩曰："大柴胡与大陷胸皆能破结，大柴胡之破使表分无留邪。大陷胸之破使高分无留邪。热尽入里，表无大热矣。无大热更无复来之寒可知。"

张隐庵曰："此节言水邪结于胸胁，亦不因下而成结胸者也。"

陆九芝曰："头汗出乃阳郁于表，非阳虚于上也，饮酒而头汗出者，多由血郁，头汗出而额上偏多者，心血之郁也，皆属血热。"

歌曰 geyue

头项强或眩冒，心下结硬如结胸。
刺大椎肺肝俞，不可汗下成错误。

研读 yandu

本句概括了《伤寒杂病论》条文："太阳与少阳并病，头项强痛，或眩冒，时如结胸，心下痞硬者，当刺大椎第一间、肺俞、肝俞，慎不可发汗，发汗则谵语，脉弦大，五日谵语不止，当刺期门。"

本条文言太阳少阳经脉并病证治及禁忌。

条文大意：太阳与少阳并病，二条经脉交会于头项，受邪则头项强痛，二经皆起于目而行于头，受邪则目或眩晕而眩，头如戴帽而冒，夫在太阳则结胸，在少阳则胁下痞硬，今两阳并病，故时如结胸而实非结胸，时有心下痞硬而非胁下痞硬者，当刺大椎第一间以泄太少并病之邪，可配肺俞以通肺气，斯膀胱之气化行而邪自不留，配肝俞以泻少阳之邪。慎不可发汗，以竭其经脉之血津。倘若误发其汗，则经脉燥热而谵语，相火炽盛而脉弦大。若五日谵语不止，六日值厥阴主气之期，恐少阳之火与厥阴之风相合，火得风而愈炽矣，当刺肝之期门，迎其气以夺之。

张令韶曰："此言太少并病，涉于经脉而如结胸，宜刺以泻其气也。太阳与少阳并病者，言太阳之病并入于少阳之经也。太阳、少阳之经脉交会于头项，二阳经脉受邪，故头项强痛也。眩，晕也。冒，首如有复戴，戴阳于上，二阳经虚，故或眩冒也。夫在太阳则结胸，在少阳则胁下痞硬，今两阳并病，故时如结胸而实非结胸，心下痞硬，而不胁下痞硬也。大椎第一间，乃督脉之经穴，又太阳、少阳经脉所过之处。肺俞、肝俞又太阳之所循历。厥阴又与少阳为表里，故刺之以泻太少并病之邪也。慎不可发汗竭其经脉之血液，经脉燥热，必发谵语，脉弦，少阳之气盛也。五日谵语不止，至六日时值厥阴主气，恐少阳之火与厥阴之风相合，则火愈炽矣。故先刺肝之期门，迎其气而夺之，使邪不传则愈。”

《甲乙经》：“大椎一穴，在第一椎陷者中，三阳督脉之会，刺入五分。肺俞在第三椎下，两旁各一寸五分，刺入三分，留七呼。肝俞在第九椎下，两旁各一寸五分，刺入三分，留六呼。”

三、少阳与阳明并病

歌曰 geyue

少阳与阳明病，发汗利尿剂误用；
胃中燥则心烦，亡津液故大便难。

研读 yandu

本句概括了《伤寒杂病论》条文：“问曰：‘病有太阳阳明，有正阳阳明，有少阳阳明，何谓也？’答曰：‘太阳阳明者，脾约是也；正阳阳明者，胃家实是也；少阳阳明者，发汗利小便已，胃中燥烦实，大便难是也。’”

本条文言阳明病有太阳阳明、少阳阳明、正阳阳明之别及少阳阳明并病的病因及症状。

条文大意：问曰：病有太阳阳明，有正阳阳明，有少阳阳明，何谓也？答曰：太阳阳明者，本太阳不解，太阳之标热合阳明之燥热，并于太阴脾土之中，脾之津液为其所烁而穷约，所谓脾约是也。正阳阳明者，燥气太过，太阴湿土失化，所谓胃家实是也。少阳阳明者，盖误发其汗，误利其小便已，则水谷之津液耗竭，而少阳之相火炽盛，津竭则胃中燥，火炽则烦而实，燥实则大便难是也。

黄竹斋释："问曰：'阳明之为病，有太阳阳明，有正阳阳明，有少阳阳明。三者之因不同，致病亦异，请问何谓也？'答曰：'太阳阳明者，以太阳病汗出不彻，或发汗，或吐，或下、或利小便，此皆亡阳明水谷之津液，致淋巴腺及脾脏膏膜燥灼，不能输小肠以胰液，其糟粕燥结，形小而硬，故不更衣无所苦，所谓脾约是也。正阳阳明者，消化系统之直接自病。《内经》曰：阳明之上，燥气主之。燥气太过，则不大便，内实，腹满硬而痛，所谓胃家之邪气盛则实是也。少阳阳明者，以伏邪郁于少阳，失其和解，误发汗，或误利小便，致脏腑外之网膜干燥，不能输肠胃襞以血液，致肠胃中燥气太过，而少阳之郁热不解则烦，胃家邪气盛则实，其邪由少阳之半里排泄于阳明，故大便涩而难出是也。'此节言阳明病有自病及太少二阳转属之三因，为一篇之提纲，以下乃分疏之。"

成无己曰："阳明胃也。邪自太阳经传之入腑者，谓之太阳阳明；邪自阳明经传入腑者，谓之正阳阳明；邪自少阳传之入腑者，谓之少阳阳明。"

章虚谷曰："太阳阳明者，谓邪由太阳传入阳明，即化为热则不恶寒而反恶热也。脾主为胃行津液者也，胃家邪热盛，反约制其脾不得为胃行津液，故致燥渴便硬。如白虎汤滋其燥渴也，脾约丸通其燥结也。正阳阳明者，《内经》言：'邪中于面则下阳明，是阳明本经受邪，内及于腑，故名胃家实也。其邪初感，亦必有脉浮紧、恶寒等证。'如下各条所叙者，但以阳明阳气盛而邪易化热，旋即不恶寒而反恶热，不同太阳之常恶寒、少阳之往来寒热也。少阳止宜和解，若发汗、利小便则徒伤津液而邪不解，因之转入阳明。津液伤则胃燥而烦，邪热内实则大便难也。此总名三阳经邪所以入胃之证，以下各条由此而生发也。”

歌曰 geyue

发汗多致亡阳，谵语宜服柴桂汤。

研读 yandu

本句概括了《伤寒杂病论》条文：“发汗多，亡阳谵语者，不可下，与柴胡桂枝汤，和其荣卫，以通津液，后自愈。”此节见《伤寒论》辨发汗后病篇，《脉经》《千金翼方》皆载其文，知为本论脱简，今附列此。

本条文言发汗过多致亡阳的证治。

条文大意：发汗多耗伤津液，阳气无所依而亡阳，胃中燥热扰神见谵语者，因属大虚之证，不可下，宜与柴胡桂枝汤，和其虚损之荣营、固其亡失之卫气，以通行津液，津复阳回后自愈。

成无己曰：“胃为水谷之海，津液之主，发汗多，亡津液，胃中燥必发谵语。此非实热，则不可下，与柴胡桂枝汤，和其荣卫，通行津液，津液生则胃润，谵语自止。”

歌曰 geyue

发潮热大便溏，胸胁满与小柴康。

研读 yandu

本句概括了《伤寒杂病论》条文：“阳明病，发潮热，大便溏，小便自可，胸胁满不去者，与小柴胡汤。”

本条文言阳明之气止逆于胸胁之间证，宜枢转而出之治。

条文大意：阳明病，日晡发潮热，则大便应硬，小便应利，今反见大便溏而小便自可，知其气止逆于胸胁之间，致胸胁满而不能去者，宜从枢胁而达之于外，与以小柴胡汤。

王肯堂曰："阳明为病，胃家实也，今便溏而言阳明病者，谓阳明外证，身热汗出，不恶寒，反恶热也。"

张云岐曰："此是邪从少阳而入阳明者，何以见之，潮热者，阳明证也。然阳明扰未实也，又何以见之，曰大便溏，小便自可，岂有胃已实而二便如此者乎？胸胁苦满而用小柴胡和之，使热邪仍自少阳而解，可不复入阳明也。"

钱天来曰："盖阳明虽属主病，而仲景已云伤寒中风有柴胡证，但见一证便是，不必悉具。故凡见少阳一证，便不可汗下，唯宜以小柴胡汤和解之也。"

歌曰 geyue

不大便而逆呕，舌上白苔亦可服。

研读 yandu

本句概括了《伤寒杂病论》条文："阳明病，胁下硬满，不大便而呕，舌上白苔者，可与小柴胡汤。上焦得通，津液得下，胃气因和，身濈然汗出而解也。"

本条文言小柴胡汤不特达阳明之气于外，更能调和上下之气，流通内外之津液也。

条文大意：盖阳明之气均依赖少阳转枢，今阳明病并少阳病因少阳转枢不利则胁下硬满，遂致三焦相混，内外不通，在下焦津液不下而见不大便，在中焦胃气不和，而见呕；在上焦气郁未化热成实，故舌上现白苔者，可与小柴胡汤调和三焦之气。使上焦得通，而白苔去，津液得下而大便利，胃气因和而呕止，三焦通畅、气相旋转，身濈然汗出而解也。

张令韶曰："阳明之气，由下而上，由内而外，出入于心胸，游行于腹胃，靡不借于少阳之枢。今阳明病，胁下硬满者，不得由枢以出也。不得由枢以出，遂致三焦相混，内外不通矣。不大便者，下焦不通，津液不得下也。呕者，中焦不治，胃气不和也。舌上白苔者，上焦不通，火郁于上也。可与小柴胡汤，调和三焦之气。上焦得通，而白苔去，津液得下而大便利，胃气因和而呕止。三焦通畅，气机旋转，身濈然汗出而解也。"

钱天来曰："不大便为阳明里热，然呕则又少阳证也。若热邪实于胃，则舌苔非黄即黑，或干硬，或芒刺矣。舌上白苔，为舌苔之初现，若夫邪初在表，舌尚无苔，既有白苔，邪虽未必全在于表，然犹未尽入于里，故仍为半表半里之证。"

程郊倩曰："胁下硬痛，不大便而呕，自是大柴胡汤证，其用小柴胡汤者，以舌白苔犹带表寒故也。"

歌曰 geyue

胸满呕晡潮热，小柴加硝汤宜啜。

研读 yandu

本句概括了《伤寒杂病论》条文："伤寒十三日不解，胸胁满而呕，日晡所发潮热，已而微利，此本柴胡证下之，以不得利，今反利者，知医以丸药下之，非其治也。潮热者实也，宜先服小柴胡汤以解外，后以柴胡加芒硝汤主之。"

本条文言太阳之气逆于阳明中土，致阳明之合不得少阳之枢而外出的证治。

条文大意：伤寒十三日，经尽一周而又来复于太阳仍不解，又交于阳明主气之期，病气亦随经气而涉于阳明，阳明司合而主胸故见胸满，少阳司枢而主胁故见胁满，阳明之合不得少阳之枢而外出而呕，日晡所在申、酉、戌之间，阳明于其所旺时而发潮热，热才已而即微利，此本系大柴胡证下之，以达到不得利为度，今反见下利者，知医未用辛寒的大柴胡而以温热的丸药下之，丸缓留中，不得外出，非其治也。潮热者，阳明气实也，宜先服小柴胡汤以解太阳之邪于外，后以柴胡加芒硝汤解阳明之邪于内而主之。

成无已曰："伤寒十三日，再传经尽当解之时也，若不解，胸胁满而呕者，邪气犹在表里之间，此为柴胡汤证，若以柴胡汤下之，则更无潮热自利。医反以丸药下之，虚其肠胃，邪热乘虚入腑，日晡所发潮热，热已而利也。潮热虽为热实，然胸胁之邪未已，故先与小柴胡汤以解外，后以柴胡加芒硝，以下胃热。"

程郊倩曰："胸胁满而呕，日晡所发潮热，此伤寒十三日不解之本证也。微利者，已而之证也。本证经而兼腑，自是大柴胡，能以大柴胡下之，本证且罢，何有于已而之下利！乃医不以柴胡之辛寒下，而以丸药之毒热下，虽有所去，而热以益热，遂复留中而为实，所以下利自下利，而潮热仍潮热。盖邪热不杀谷而逼液下行，谓云热利是也。潮热者实也，恐人疑攻后之下利为虚，故复指潮热以证之。此实得之攻后，究竟非胃实，不过邪热搏结而成，只须于小柴胡解外后，但加芒硝一洗涤之。以从前已有所去，大黄并可不用，盖节制之兵也。"

柯韵伯曰："此少阳阳明并病，先服小柴胡二升以解少阳之表，其一升加芒硝以除阳明之里。"

陈修园曰："盖胸胁满而呕，太少两阳之病；日晡所发潮热，阳明燥气之病也。"

《明理论》："潮热，若潮水之潮，其来不失其时也，一日一发指时而发者，谓之潮热。若日三五发者，即是发热，非潮热也。潮热属阳明，必于日晡时发，阳明者胃，属土，应时则旺于四季，应日则旺于未申。邪气入于胃而不复传，郁而为实热，随旺而潮，是以日晡所发潮热者，属阳明也。"

张隐庵曰："胃为水谷之海，而外合海水。是胃气昼夜升降，如潮往来。但平人有潮，而不为热也。如有邪病留于脉肉筋骨间，随潮而出则为发热，是潮热为阳明胃实之征也。”

柴胡加芒硝汤方

柴胡二两十六铢　黄芩一两　人参一两　甘草一两（炙）　芒硝二两　生姜一两（切）　大枣四枚（擘）　半夏二十铢（洗）

上八味，以水四升，煮取二升，去滓，内芒硝更煮微沸，分温再服。不解，更作。

黄竹斋曰：“大柴胡汤用大黄、枳实，乃合小承气也；此方用芒硝，乃合调胃承气也。皆少阳、阳明同治之方。”

章虚谷曰：“此方以小柴胡三分之一，而重加芒硝者，因其少阳之证误用丸药下之，余热留于阳明而发潮热。故仍用小柴胡和少阳，而加芒硝咸寒润下，以清阳明之热，不取苦重之药峻攻也。”

歌曰 geyue

若烦热如疟状，脉实宜服大柴汤。

研读 yandu

本句概括了《伤寒杂病论》条文：“病人烦热，汗出则解，又如疟状，日晡所发热者，属阳明也。脉实者，宜下之；脉浮大者，宜发汗。下之与大承气汤，发汗宜桂枝汤。”

本条文言凭脉之虚实以辨表里，以施汗下。

条文大意：病人阳气盛而烦热，阳若得阴，汗出则解。若不解，又如疟状，日晡所发潮热者，属阳明也。然又有表里之分，须凭脉以断之。若脉实者，为病在里，宜下之；若脉浮虚大者，为病在表，宜发汗。下之与大承气汤；发汗宜桂枝汤。

黄竹斋曰：“伤寒差已后，更发热者，小柴胡汤主之。脉浮者，以汗解之。脉沉实者，以下解之。与此节相发。此节证如疟状而但热无寒，有似疸疟。汗之当与小柴胡加桂枝，或柴胡桂枝汤。下之当与柴胡加芒硝，或大柴胡汤。”

喻嘉言曰：“病人得汗后，烦热解，太阳经之邪将尽未尽，其人复如疟状，日晡时发热，乃邪入阳明审矣。盖日晡者，申酉时，乃阳明之旺时也；发热即潮热，乃阳明之本候也。热虽已入阳明，尚恐未离太阳，故必重辨其脉。脉实者，方为正阳阳明，宜下之；若脉浮大者，仍是阳明而兼太阳，更宜汗而不宜下矣。发汗宜桂枝汤，宜字最妙，见前既得汗而烦热解，此番只宜用桂枝和荣卫以尽阳明兼带之邪，断不可用麻黄汤矣。”

徐灵胎曰：“一证而治法迥别，全以脉为凭，此亦从脉而不从证之法。”

第七节　太　阴

歌曰 geyue

太阴病腹满痛，吐食自利无渴证。

研读 yandu

本句概括了《伤寒杂病论》条文：“太阴之为病，腹满而吐，食不下，自利益甚，时腹自痛。若下之，必胸下结硬。”

本条文言太阴证之提纲。

条文大意：太阴之为病，因太阴主土而主腹，病及太阴致地气不升，气机郁结故腹满，地气不升，则天气不降，不降故上者不能下而吐，食不下；太阴湿土主气，为阴中之至阴，而湿气不化下注致自利益甚；阴寒常反复中于脾络，故时腹自痛。若误以痛为实而下之，则脾土愈虚，不能转运，必于脾部胸下腹部结硬。

黄竹斋曰：“太阴者，淋巴系之符语，为身躯最大且多之体质，在阳明之里乳糜腺，在太阳之里。脂肪腺，在少阳之部曰淋巴腺。夫肠胃所消化水谷之营养液，由乳糜腺吸收于淋巴腺，而渐次变化输入脂肪腺。其作用全在于湿气之滋，而原动力则主于脾，在少阴为白血球（现为白细胞），在阳明为膵液，《内经》曰：‘太阴之上，湿气主之。’若湿气太过之为病，则肠胃及腹皮里之淋巴腺蓄湿不行而腹满。《内经》曰：‘太阴为开。’又曰：‘脾主为胃行其津液者也。’今胃之津液不能由开而达于太阳，反逆行于阳明，排泄于胃则为吐。脾气不舒，升降失常。幽门结闭，故食不下。腐秽排泄于肠则自利。此为伏邪慢发，故利初微而后益甚。寒湿滞于血分，故时腹自痛。此病为少阳半里之寒湿，非肠胃之燥热，故不可下。若误下之，则脾气为寒药所伤，滞于脾部胸下，不唯腹满不消，而且胸下结硬，论所谓病发于阴，而反下之，因作痞是也。太阴与阳明为表里，皆有腹满证，然阳明之腹满为肠胃中有宿食，燥屎，故下之大便利则腹满去。而太阴之腹满为肠胃外郁寒湿，故下利而满仍不除也。此证与霍乱相似，而以腹满别之，盖霍乱为阳明之卒中，此则太阴之慢发也。”

张隐庵曰：“太阳之气若天日，太阴之气犹地土。此言太阴受病地气不升，而自利自满也。太阴为病腹满者，腹为脾土太阴之所居也。脾气不能上交于胃，故腹满；胃气不能下交于脾，故吐；脾胃之气不相通贯，故食不下；自利益甚者，湿气下注也。时腹自痛者，脾络不通也。若下之则伤阳明胃土之气，故必胸下结硬。”

陈修园曰：“此以气而言也。更以经言之，足太阴脉入腹，属脾，络胃；手太阴脉起于中焦，下络大肠，还循胃口，上膈，属肺，其义亦同。至以脏而言虽脾也，而肺亦属焉，该于经气之中，不复再赘。”

张兼善曰：“夫病自阳经发者，为外感风寒，邪从表入，故太阳先受之也。病自阴经起者，为内伤生冷，饮食过多，故从太阴入也。太阴者脾也，以饮食生冷则伤脾，故腹满而吐食，食不下，自利不渴。手足自温等证也。”

程郊倩曰：“腹满而吐，食不下，则满为寒胀，吐与食不下总为寒格也。”

尤在泾曰：“太阴之脉入腹，属脾，络胃，上膈夹咽。故其病有腹满而吐，食不下，自利腹痛等证。然太阴为病，不特传经如是，即直中亦如是。且不特伤寒如是，即杂病亦如是。但有属阴属阳，为盛为虚之分耳。”

《医宗金鉴》：“此太阴病全篇之提纲，后凡称太阴病者，皆指此证而言之。”

《伤寒蕴要》：“凡自利者，不因攻下而自泻利，俗言漏底伤寒者也。大抵泻利，小便清白不涩，完谷不化，其色不变，有如鹜溏，或吐利腥秽，小便澄澈清冷，口无燥渴。其脉多沉，或细、或迟、或微而无力，或身虽发热，手足逆冷，或恶寒踡卧，此皆属寒也。”

《伤寒辨要》：“本篇曰：‘下之必胸下结硬。’朱肱曰：‘近人多不识阴证，才见胸膈不快，便投食药，非其治也，大抵阴证者，由冷物伤脾胃，寒中太阴也。主胸填满，面色及唇皆无色泽，手足冷，脉沉细，少情绪。’近世此证颇多。余与增损理中丸，救活甚多。”

歌曰 geyue

脏有寒阳虚甚，宜服四逆理中温。

研读 yandu

本句概括了《伤寒杂病论》条文“自利不渴者，属太阴，以其脏有寒故也。当温之，宜服理中、四逆辈。”

本条文言太阴病自利证治。

条文大意：凡利则津液下注，多见口渴，而今见自利不渴者，因太阴湿土之为病故也，此属太阴，以其脾脏阳虚有寒故也，当温之，宜服理中、四逆辈。

成无己曰：“自利而渴者，属少阴，为寒在下焦。自利不渴者属太阴，为寒在中焦，与四逆等汤以温其脏。”

魏念庭曰：“以其人脾脏之阳平素不足，寒湿凝滞，则斡运之令不行，所以胃肠水谷不分而下泄益甚。自利二字，乃未经误下、误汗、吐而成者，故知其脏本有寒也。”

陆九芝曰：“三阴皆有自利，自利不皆属寒，少厥之自利多口渴，太阴之自利则不渴，不可见太阴之独有寒邪。其曰手足自温者，正谓其一身无热而但有手足之尚温。故即未成厥逆，亦有取乎四逆之治。”

程郊倩曰：“三阴同属脏寒。少阴、厥阴有渴症，太阴独无渴症者，以其寒布中焦，总与龙雷之火无涉。少阴中有龙火，水底寒甚则龙升，故自利而渴；厥阴中有雷火，故有消渴。太阳一照，雷雨收声，故发热则利止，见厥复利也。”

陈修园曰：“以不渴一证认太阴，是辨寒热利之金针，脾不输津于上，亦有渴证，然却不在太阴提纲之内。”

理中汤方

人参三两　白术三两　甘草三两　干姜三两

上四味，以水八升，煮取三升，去滓。温服一升，日三服。

程郊倩曰：“阳之动，始于温，温气得而谷精运，谷气升而中气赡，故名曰理中，实以燮理之动予中焦之阳也。盖谓阳虚即中气失守，膻中无发宣之用，六腑无洒陈之功，犹如釜薪失焰，故下至清谷，上失滋味，五脏凌夺，诸证所由来也。参、术、炙草所以守中州，干姜辛以温中，必假之以燃釜薪而腾阳气，是以谷入于阴，长气于阳，上输华盖，下摄州都，五脏六腑皆受气矣，此理中之旨也。”

王晋三曰：“人参、甘草，甘以和阴，白术、干姜，辛以和阳；辛甘相辅以处中，则阴阳自然和顺矣。”

《千金方》：“治中汤，治霍乱吐下，胀满食不消化，心腹痛。”（即本方）

《三因方》：“病者因饮食过度伤胃，或胃虚不能消化，致翻胃呕吐，逆物与气上冲，胃口决裂，所伤吐出，其色鲜红，心腹绞痛，白汗自流，名曰伤胃吐血。理中汤能止伤胃吐血者，以其功最理中脘，分利阴阳，安定血脉。”

《万病回春》：“理中汤治即病太阴自利不渴，寒多而呕，腹痛下利，鸭溏，蛔厥，霍乱等证。”

歌曰 geyue

受病因有三端，中风伤寒误下陷。

研读 yandu

本句言太阴病的病因大致有三：一是阴气衰少太阴经中伤风邪见四肢烦疼；二是中焦伤寒见自利，腹痛；三是医误用下法而见腹满时痛。

歌曰 geyue

因中风肢烦疼，脉浮桂枝汤驱风。

研读 yandu

本句概括了《伤寒杂病论》条文：“太阴中风，四肢烦疼，阳微阴涩而长者，为欲愈。”“太阴病，脉浮者，可发汗，宜桂枝汤。”上两条为互文，相互补充言太阴中风证治及向愈转归的脉象。

第一条条文大意：太阴经中风，因脾主四肢，四肢为诸阳之末，风又为阳邪，两阳相搏故烦疼，脉由阳微阴涩而转见长者，为风邪去，阳气复故欲愈。

黄竹斋曰：“此节四肢烦疼之证，与风湿相搏二节相类。阳微而涩，即浮虚而涩之互词。”下文云：“大便硬，知上自利也。此不言湿，太阴本气也。”

张令韶曰："太阴中风者，风邪直中于太阴也。四肢烦疼，风淫末疾也。微涩阴脉也；长阳脉也。太阴内主腹而外主四肢，由内而外，转阴为阳，故为欲愈之候也。"

柯韵伯曰："风为阳邪，四肢为诸阳之本，脾主四肢，阴气衰少则两阳相搏，故烦疼。脉涩与长不是并见，涩本病脉而转长，病始愈耳。风脉本浮，今而微，知风邪当去。涩则少气、少血，今而长则气治，故愈。四肢烦疼，是中风未愈，前证微涩而长是中风将愈之脉，作两截看。"

第二条条文大意：腹满自利的太阴病，本当见沉脉，今反见浮脉者，为寒湿从外而至，病在肌腠见四肢烦疼，可发汗祛邪，宜桂枝汤。

唐容川曰："太阴病，是指腹满湿气为病也。湿在内，脉当沉，今脉浮者，是湿从外至，仍欲外出之象。故用桂枝汤从中外托，使自油网中而托出肌外以为汗也。"

方中行曰："浮为在表，太阴之脉，尺寸俱沉细，今见浮则邪现还表可知。然浮为风，宜桂枝汤者，以太阴之中风言也。"

王肯堂曰："病在太阳，脉浮无汗，宜麻黄汤。此脉浮，盖亦无汗而不言者，谓阴不得有汗，不必言也，不用麻黄汤，而用桂枝汤，盖以三阴兼表病者，俱不当大发汗也。须识无汗，亦有用桂枝汤也。"

徐灵胎曰："太阴本无汗法，脉独浮则邪在表，故用桂枝，从脉不从证也。"

桂枝汤方见太阳病上。

歌曰 geyue

因伤寒身发黄，手足自温郁热成。
腹微满茵陈商，瘀热麻轺赤豆汤。
小便利不发黄，暴烦下利腐秽行。

研读 yandu

以上三句概括了《伤寒杂病论》以下三条条文："伤寒脉浮而缓，手足自温者，系在太阴，太阴当发身黄；若小便自利者，不能发黄，至七八日，虽暴烦下利日十余行，必自止，以脾家实，腐秽当去故也。""伤寒七八日，身黄如橘子色，小便不利，腹微满者，茵陈蒿汤主之。"及"伤寒瘀热在里，其身必黄，麻黄连轺赤小豆汤主之。"

以上条文言太阴伤寒转归之证。

第一条条文大意：伤寒化热则脉浮太阴受湿而缓，虽有阳明之化而手足自温者，仍系在太阴，阳明之热合于太阴之湿，当发身黄；若小便自利者，湿热得以下泄，不能发黄，至七八日，虽然又值阳明主气之期，一得阳热之化，正气与邪气相争而暴烦，并见下利腐秽日十余行，必当自止，以其症之原因是脾家正气由虚转实，阳明仓廪中腐秽当去故也。

张令韶曰："经云：'太阴之上，湿气主之，中见阳明。'是以不得中见之化，则为脏寒之病。中见太过，湿热相并，又为发黄之证。此太阴之有寒有热也。伤寒脉浮而缓，手足自温者，系在太阴，而中见阳明之化者也。阳明之热合太阴之湿，当发身黄；若小便自利者，湿热得以下泄，不能发黄，至七八日，骤得阳热之化，故暴烦。阴湿在内，故下利。然虽下利日十余行，必当自止。所以然者，以太阴中见热化，脾家实，仓凛之腐秽当去故也。"

秦皇士曰："脉浮阳脉也，脉缓太阴也。上章以自利不渴，定其太阴寒证下利；此章以脉浮手足自温，定其太阴湿热下利。太阴湿热当发身黄，若小便自利不发黄，至七八日，大便结硬，此外传阳明，湿热变燥而为脾约等证。若不外传，而发暴烦下利。虽每日十余行。湿热去尽，必自止而愈。以脾热腐秽当去者也。同一太阴热邪，以湿热系在太阴下利，则入太阴篇；以外传阳明，湿热变燥，大便干结，则入阳明篇，此千古未白。"

第二条条文大意：伤寒七八日，值阳明主气之期，阳明之热合于太阴之湿，热重于湿，当发身黄鲜明如橘子色，湿热中阻不得下泄，小便不利，湿阻腹气，腹微满者，茵陈蒿汤主之。

成无己曰："当热甚之时，身黄如橘子色，是热毒发泄于外。《内经》曰：膀胱者，津液藏焉，气化则能出。小便不利，小腹满者，热气甚于外，而津液不得下行也。与茵陈汤，利小便，退黄逐热。"

喻嘉言曰："黄色鲜明，其为三阳之热邪无疑。小便不利，腹微满，乃湿家之本证，不得因此指为伤寒之里证也。方中用大黄者，取佐茵陈、栀子，建驱湿除热之功以利小便，非用下也。"

第三条条文大意：伤寒表证未解而瘀热在里，与太阴湿气混合其身必黄，麻黄连轺赤小豆汤主之。

程郊倩曰："凡伤寒淤热在里者，由湿蒸而来，故身必发黄。此之淤热未深，只从表一边开其郁滞，而散热除湿佐以获效，麻黄连轺赤小豆汤是其主也。"

魏念庭曰："此三条虽皆外寒夹湿之邪，淤而成热之证，然在表在里，湿胜热胜，尤当加意也。"

张令韶曰："太阳之发黄，乃太阳之标热下合太阴之湿气。阳明之发黄，亦阳明之燥热内合太阴之湿化。若止病本气而不合太阴，俱不发黄。故曰：'太阴者，身当发黄，若小便自利者，不能发黄也。'"

麻黄连轺赤小豆汤方

麻黄二两　连轺二两　杏仁四十个（去皮尖）　赤小豆一升　大枣十二枚（擘）　生梓白皮一斤（切）　生姜一两（切）　甘草二两（炙）

上八味，以潦水一斗，先煮麻黄再沸，去上沫，内诸药，煮取三升，去滓。分温三服，半日服尽。

徐灵胎曰："连轺即连翘根，气味相近，今人不采，即以连翘代可也。"

李时珍曰："潦水乃雨水所积，韩退之诗云：'潢潦无根源，朝灌夕已除'盖谓其无根而易涸，故成氏谓其味薄，不助湿气而利热也。”

周禹载曰：“此亦两解表里之法也，故用外汗之药，必兼渗湿之味。伤寒发黄者，必其人脾家素有湿热，兼寒邪未散，两热相合，遂使蒸身为黄。故必利小便以去湿热，表汗以散寒湿。”

张路玉云：“《伤寒论》瘀热在里而发黄有二方，茵陈蒿汤治淤热在里不得发越，而头汗身黄，故用茵陈、栀子、大黄引之下泄。此治伤寒之邪失于表散，或汗之不彻，淤热在里而身发黄，故借用麻黄汤法，于中减却桂枝，增入连翘、梓皮、赤小豆清热利水，生姜、大枣开发肌腠，使湿热之气半从元府而解，半从渗道而解。不可泥词害义，以为淤热在里，反用表药致惑也。”

唐容川曰：“麻黄、杏仁发皮毛以散水于外，用梓白皮以利水于内，此三味是去水分之淤热也。连翘散血分之热，赤豆疏血分之结，此二味是去血分之淤热也。尤必用甘、枣、生姜宣胃气，协诸药使达于肌肉。妙在潦水是云雨既解之水，用以解水火之蒸郁，为切当也。”

《类聚方广义》：“麻黄连轺赤小豆汤治疥癣内陷，一身瘙痒，发热喘咳。肿满者，加反鼻奇效。”（反鼻，蛟蛇的别名）

尤在泾曰：“茵陈蒿汤是下热之剂，栀子柏皮汤是清热之剂，麻黄连轺赤小豆汤是散热之剂。”

歌曰 geyue

太阳病误攻下，腹满时痛属太阴。
桂枝汤加芍良，大实痛再加大黄。

研读 yandu

本句概括了《伤寒杂病论》条文：“本太阳病，医反下之，因而腹满时痛者，属太阴也，桂枝加芍药汤主之；大实痛者，桂枝加大黄汤主之。”

本条文言太阳转属太阴之病证治。

条文大意：本为“脉浮，头项强痛而恶寒”的太阳病，医反下之，太阳之气陷于太阴之土中，因胃肠络脉不通而腹满时痛时止者，为太阳转属太阴也，宜启下陷之阳以和不通之络，以桂枝加芍药汤主之；误下之，不特转属太阴，亦可因素体阳实或下伤津液转属阳明，若见大实腹满痛者，为转属阳明，以桂枝加大黄汤主之，开阳明之捷径，去脾家之腐秽。

陈修园曰：“仲师太阴病脉证只有八证，后人谓为散失不全及王叔和之变乱。而不知八条中有体、有用、有法、有方，真能读之，则取之不尽、用之不竭矣。所可疑者，中风证四肢烦疼，言其欲愈之脉，而不言未愈时何如施治。太阴病脉浮宜桂枝汤，而不言脉若不浮如何施治。惟于自利不渴脏寒证出其方曰四逆辈，凡理中汤、通脉四逆汤、吴茱萸汤之类皆在其中。又于太阳误下转属腹时痛证，出桂枝加芍药汤方，大实痛证出桂枝加大黄汤方；文以胃气弱减大黄、芍药为训，此外并无方治。以为少则诚少矣，而不知两节两出其方，大具经权之道，宜分两截看。仲景所谓太阴证，与《内经》人伤于寒为热病腹满嗌干证不同。提纲皆言寒湿为病，以四逆辈为治内正法，桂枝汤为治外正法。自第一节至第五节，一意浅深相承，不离此旨，所谓经也，此为上半截。第六节言太阴湿土不与寒合而与热合，若小便利则不发黄。若是暴烦下利则腐秽当去，是常证之外略有变局，另作一小段，为承上起下处。第七节言太阳病误下转属太阴，腹满时痛，大实痛者，以桂枝加芍药、加大黄为主治，一以和太阴之经络，变四逆辈之温而为和法，变桂枝汤之解外而为通调内外法，是于有方处通其权也；一以脾胃相连，不为太阴之开便为阳明之合，既合而为大实痛，不得不借阳明之捷径以去脾家之腐秽。要知提纲戒下，原因腹时痛而言，此从正面审到对面以立法。又于暴烦下利十余行自止节言愈尚未言方，此从腐秽既下后，而想到不自下时之治法。是于无方处互明方意，以通权也，此为下半截。总而言之，四逆辈、桂枝汤及桂枝加芍药、桂枝加大黄汤，皆太阴病之要剂。若不渴，则四逆辈必须；若脉弱，则芍、黄等慎用。脉浮有向外之势，桂枝汤之利导最宜；烦疼当未愈之时，桂枝加芍药汤亦可通用。”

张令韶曰：“此言太阳转属太阴也。本太阳病，医反下之，太阳之气陷入太阴之地中，因尔腹满时痛者，乃太阳转属太阴也。宜桂枝汤以启陷下之太阳，加芍药以通在里之脾络。大实痛者，脾家实也。又宜加大黄以去脾家之腐秽。”

柯韵伯曰：“妄下后，外不解而腹满时痛，是太阳太阴并病。若大实痛，是太阳阳明并病。此皆因妄下而转属，非太阴阳明之本证也。脾胃同处中宫，位同而职异，太阴主出，太阴病则秽腐气凝不利，故腹时痛，阳明主纳，阳明病则秽腐燥结而不行。故大实而痛。仍主桂枝汤者，因表证未罢而阳邪已陷入太阴，故倍芍药以滋脾阴而除满痛，此用阴和阳法也。若表邪未解而阳邪陷入阳明，则加大黄以润胃燥而除其大实痛，此双解表里法也。凡妄下必伤胃气，胃肠虚即阳邪袭阴，故转属太阴，胃液涸则两阳相搏，故转属阳明。属太阴则腹满时痛而不实，阴道虚也，属阳明则腹大实而痛，阳道实也。满而时痛，下利之兆。大实之痛，是燥屎之征。桂枝加芍药小变建中之剂；桂枝加大黄，微示调胃之方也。”

陈平伯曰：“桂枝加芍药汤为太阴经之和剂。又谓三阴皆有经病，仲景各立主方，太阴经病主以桂枝加芍药汤，少阴经病主以麻黄附子细辛汤，厥阴经病主以当归四逆汤。原文虽止八条，而诸法无有不具。柯韵伯等增入厚朴生姜半夏甘草人参汤、白散、麻仁丸等方，欲广其用反废其活法。大抵未读圣经之前，先闻砭剥叔和之语，谓非经文无不可以任意增减移易，致有是举耳。”

桂枝加芍药汤方

桂枝三两　芍药六两　甘草二两（炙）　生姜三两（切）　大枣十二枚（擘）

上五味，以水七升，煮取三升，去滓。温分三服。

《方极》："桂枝加芍药汤治桂枝汤证，而腹拘挛剧者。"

《方舆》："其人宿有癥瘕痼癖，因痢疾引起固有之毒作腹痛者，此方为之主剂。假令因宿食而腹痛，吐泻已后腹痛尚不止者，此固有之毒所为也。"

桂枝加大黄汤方

桂枝三两 大黄二两 芍药六两 甘草二两（炙） 生姜三两（切） 大枣十二枚（擘）

上六味，以水七升，煮取三升，去滓，温服一升，日三服。

汪苓友曰："桂枝加大黄汤仲景虽入太阴例，实则治太阳阳明之药也，与大柴胡汤治少阳阳明证义同。"

《活人书》："关脉实，腹满、大便秘，按之而痛者，实痛也，桂枝加大黄汤。"

《济阳纲目》："桂枝加大黄汤治腹中寒热不调而大痛。"

歌曰 geyue

设脉弱胃气弱，不宜使用大黄芍。

研读 yandu

本句概括了《伤寒杂病论》条文："太阴为病，脉弱，其人续自便利，设当行大黄、芍药者，宜减之，以其人胃气弱，易动故也。"

此一节承上节而言胃气弱者减用大黄、芍药。

条文大意：太阴为病，胃气虚见脉弱，脾虚生湿其人持续自便利，脾胃虚气滞而见腹满痛，假设不得已当通因通用以行其腹气，用大黄、芍药者，亦宜减少其分量而用之。以其人胃气弱，如用量如常则大便易动而见大下泻伤正故也。

程郊倩曰："前条之行大黄、芍药者，以其病为太阳误下之病，自有浮脉验之，非太阴为病也。若太阴自家为病，则脉不浮而弱矣。纵有腹满、大实痛等证，其来路自是不同，中气虚寒必无阳结之虑，目前虽不便利，只好静以俟之。大黄、芍药之宜行者减之，况其不宜行者乎！诚恐胃阳伤动，则泻泄不止。而心下痞硬之证成，虽复从事于温，所失良多矣。胃气弱对脉弱言，易动对续自便利言。太阴者，至阴也。全凭胃气鼓动为之生化。胃气不衰，脾阴自无邪入，故从太阴为病指出胃气弱来。”

喻嘉言曰：“此段叮咛与阳明篇中互发。阳明曰不转矢气；曰先硬后溏；曰未定成硬，皆是恐伤太阴脾气。此太阴证而脉弱便利，减用大黄、芍药，又是恐伤阳明胃气也。”

陈修园曰：“胃气为生人之本，太阴然，即六经亦莫不然也。”

第八节　少　阴

歌曰 geyue

少阴病脉微细，阳虚神倦但欲寐。

研读 yandu

本条概括了《伤寒杂病论》条文：“少阴之为病，脉微细，但欲寐也。”

本条文言少阴病之提纲。

条文大意：少阴之为病，其阴阳俱虚，心病于神则脉微，肾病于精则脉细，病于阴善寐，病于阳不得寐，今病人神疲倦怠、似睡非睡、似醒非醒、神志昏愦，但见其欲寐而不得寐也。

黄竹斋曰：“少阴者，血脉经络荣卫循环系统之符语。在上焦曰心、曰肺，心为循环原动力之中枢，肺为吐故纳新、滤清血液之器。在中焦曰肝、曰脾，肝为发生赤血球及分泌胆液之器，脾为发生白血球及分泌膵液之器。下焦曰肾、曰胞，肾为排泄血液败质、泌溺之器，胞为血液化精生殖之器。《内经》云：‘少阴之上，热气治之。’又云：‘少阴与太阳为表里。’盖人身之体温，发生于血液循环之养化，而体温之保护及调节，端赖于皮肤也。若荣卫衰弱热气不足之为病，卫阳气衰则脉薄而微，荣阴血少则脉窄而细，阴阳两虚则精神志意昏愦、怠倦不振而但欲寐也。盖少阴与厥阴，如辅车之相依，以脑体神经之作用，全藉血液之滋养，是以血旺则精神爽，血衰则志意昏也。少阴病以虚证为提纲，而实证之衄及淤热在里下血等治法，则详见于太阳篇也。”

陈修园曰：“《内经》云：‘少阴之上，君火主之。’又云：‘阴中之阴肾也。’是少阴本热而标寒，上火而下水，其病不可摸捉。所以然者，少阴主枢转，出入于内外，今则入而不出，内而不外故也。此先论少阴标本水火阴阳之气，其见于脉证有如是也。手足之少阴俱在内。”

张令韶曰：“经云：‘少阴之上，君火主之。’又云：‘阴中之阴，肾也。’是少阴本热而标寒，上火而下水，神之变精之处也。精与神合而脉生焉，病则精气衰，神气少，故脉微细也。少阴主枢转，出入于外内，病则入而不出，内而不外，气行于阴，故但欲寐也。此先论少阴标本、水火、阴阳之气，其见脉证有如是也。”

沈尧封曰：“微，薄也，属阳虚。细，小也，属阴虚。但欲寐者，卫气行于阴而不行于阳也。此是少阴病之提纲。凡称少阴病，必见但欲寐之证据，而其脉或微或细，见一即是，不必并见。”

程郊倩曰：“前太阴，后厥阴，俱不出脉象，以少阴一经可以该之也。少阴病六七日前，多与人以不觉，但起病喜厚衣近火、善瞌睡，凡后面亡阳发躁诸剧证，便伏于此处矣，最要提防。”

丹波元简曰：“太阳篇曰：‘太阳病，十日以去，脉浮细而嗜卧者，外已解也。’此当以脉浮沉而别阴阳也。”

歌曰 geyue

上焦热自利渴，下焦虚寒尿白浊。

研读 yandu

本句概括了《伤寒杂病论》条文："少阴病，欲吐不吐，心烦，但欲寐，五六日，自利而渴者，属少阴也，虚故饮水自救。若小便色白者，少阴病形悉具。小便白者，以下焦虚寒，不能制水，故令色白也。"

本条文言少阴上火下水水火不济之病。

条文大意：少阴病，其脉从肺出络心，注胸中。胸中不爽，欲吐而不能吐，心中热烦，但见其欲寐而不得寐，此水火不济，阴阳不交，机枢不转之象也。五日正少阴主气之期，至六日其数已足。火不下交而自利，水不上交而作渴者，此属少阴之水火虚也。水虚无以沃焚，火虚无以致水，虚故引水自救，此少阴病寒热俱有之证也。若少阴热则小便必赤；若小便色白者，少阴病形态悉具备。小便色白者，以下焦虚而有寒，全失上焦君火之热化，不能制水，故令色白也。

黄竹斋曰："小便白，疑是白浊。每用真武汤治白浊，颇著奇效。"

舒驰远曰："《经络考》云：'舌下有二隐窍，名曰廉泉，运动开张，津液涌出。'然必藉肾中真阳为之熏腾，乃是以上供。若寒邪侵到少阴，则真阳受困，津液不得上潮，故曰口渴。与三阳经之邪热烁干津液者，大相反也。"

歌曰 geyue

始得病反发热，脉沉麻辛附汤越。

研读 yandu

本句概括了《伤寒杂病论》条文："少阴病，始得之，反发热，脉沉者，麻黄附子细辛汤主之。"

本条文言表里阳虚、复感表寒的证治。

条文大意：病有发热恶寒者发于阳也，无热恶寒者发于阴也，故少阴病，始得之初，正虚无力与邪争当不发热，今反发热，是少阴阳虚而中寒并见太阳表虚而伤寒，太阳伤寒脉当浮紧，今诊其脉微细而沉者，为虽有太阳伤寒之标，但仍有表里阳气俱虚而阳气内陷之本，以麻黄附子细辛汤主之，使少阴、太阳交和于内外则愈。

尤在泾曰："此寒中少阴之经，而复外连太阳之证，以少阴与太阳为表里，其气相通故也。少阴始得本无热，而外连太阳则反发热，阳病脉当浮，而仍系少阴则脉不浮而沉，故与附子、细辛专温少阴之经，麻黄兼发太阳之表，乃少阴经温经散寒，表里兼治之法也。"

喻嘉言曰："脉沉为在里，证见少阴，不当复有外热，若发热者，乃是少阴之表邪，即当行表散之法者也。但三阴之表法，与阳迥异，三阴必以温经之药为表，而少阴尤为紧关，故麻黄与附子合用，俾外邪出而真阳不出，才是少阴表法之正也。"

《寒温条辨》："病发于阴者当无热，今少阴始病，何以反发热？此乃太阳、少阴之两感病也。盖太阳与少阴相为表里，寒邪感于少阴，故里有脉沉，由络连于太阳，故表有发热。有太阳之表热，故用麻黄以发汗；有少阴之里寒，故用附子、细辛以温中。"

麻黄附子细辛汤方

麻黄二两　附子一枚（炮，去皮，破八片）　细辛二两

上三味，以水一斗，先煮麻黄，减二升，去上沫，内诸药，煮取三升，去滓。温服一升，日三服。

钱天来曰："麻黄发太阳之汗，以解在表之寒邪；以附子温少阴之里，以补命之真阳；又以细辛之温味辛专走少阴者，以助其辛

温发散。三者合用，温散兼施，虽发微汗，无损于阳气矣，故为温经散寒之神剂云。”

戴元礼曰：“若初得病，便见少阴证，其人发热恶寒，身疼头不痛者，宜麻黄细辛附子汤微汗之。”

《医贯》：“有头痛连脑者，此系少阴伤寒。宜本方，不可不知。”

《医经会解》：“若少阴证脉沉欲寐，始得之发热，肢厥无汗，为表病里和，当用本方，缓以汗之。房欲后伤寒，多患此。”

《证治准绳》：“麻黄附子细辛汤治肾脏发咳，咳则腰背相引而痛，甚则咳涎。又治寒邪犯齿，致脑齿痛，宜急用之，缓则不救。”

《兰室秘藏》：“少阴经头痛，三阴三阳经不流行，而足寒气逆为寒厥，其脉沉细，麻黄附子细辛汤为主。”

《张氏医通》：“暴哑声不出，咽痛异常，卒然而起，或欲咳而不能咳，或无痰，或清痰上溢，脉多弦紧，或数疾无伦，此大寒犯肾也，麻黄附子细辛汤温之，并以蜜制附子噙之，慎不可经用寒凉之剂。”

歌曰 geyue

二三日无里证，麻甘附汤微汗通。

研读 yandu

本句概括了《伤寒杂病论》条文：“少阴病，得之二三日，麻黄附子甘草汤微发汗。以二三日无里证，故微发汗也。”

本条文言少阴病二三日无里证的证治。

条文大意：少阴病，自始得之以及二三日，适值少阳主气之时，用温阳助气，宜麻黄附子甘草汤微发其汗。太阳主表，而内合于少阴；少阴主里，而外合于太阳。今以二三日仍无少阴里证，故微发汗使阴邪藉阳枢以转出也。

万密斋曰："若得之二三日，只发热，脉沉无他证者，病还在经，不可用前汤发汗，当改此汤以微发汗也。"

《医宗金鉴》："此二证，皆未曰无汗，非仲景略之也，以阴不得有汗不须言也。"

周禹载曰："此条当与前条合看，补出"无里证"三字，知前条原无吐利躁渴里证也。前条已有"反发热"三字，知此条亦有发热表证也。"

麻黄附子甘草汤方

麻黄二两　附子一枚（炮，去皮，破八片）　甘草二两（炙）

上三味，以水七升，先煮麻黄一二沸，去上沫，内诸药，煮取三升，去滓。温服一升，日三服。

张隐庵曰："上节麻黄附子细辛汤主助太阳之阳内归于少阴，少阴之阴外通于太阳，非为汗也。此麻黄附子甘草汤主开通心肾之精血，合于中土而为汗。故此则曰微发汗，而上文不言也。"

《金匮要略》："水之为病，其脉沉小属少阴，浮者为风无水，虚胀者为气水。发其汗即已。脉沉者，宜麻黄附子汤。"（即本方）

《卫生宝鉴补遗》："病人寒热而厥，面色不泽，冒昧，两手忽无脉，或一手无脉，此时将有好汗，宜用麻黄附子甘草汤以助其汗，汗出则愈。"

陆九芝曰："唐君春舲，盛夏畏冷，大父以麻黄附子甘草汤强之服，一服解一裘，两服而重裘皆弛矣。"

歌曰 geyue

口中和背恶寒，服附子汤灸关元。

研读 yandu

本句概括了《伤寒杂病论》条文："少阴病，得之一二日，口中和，其背恶寒者，当灸之，附子汤主之。"

本条文言少阴病元阳亏虚、里外虚寒的证治。

条文大意：少阴病，元阳亏虚君火不宣，得之一二日，本当太阳主气之期，但因火用不宣，故无燥渴，而见口中和，心主阳衰、太阳寒盛，其人见背恶寒者，这种元阳亏虚、里外虚寒之证，当灸之。可灸膈俞以救太阳之寒，灸关元以助元阳之气，加用附子汤益火之源，以消阴翳主之。

魏念庭曰："'少阴病'三字中该脉沉细而微之诊，见但欲寐之证，却不发热而单背恶寒，此少阴里证之确据也。"

成无己曰："少阴客热，则口燥舌干而渴。口中和者，不苦不燥，是无热也。背为阳，背恶寒者，阳气弱，阴气胜也。经曰：无热恶寒者，发于阴也。灸之，助阳消阴；与附子汤，温经散寒。"

徐灵胎曰："但背恶寒，则寒邪聚于一处，故用灸法。白虎加人参汤亦有背微恶寒之证，乃彼用寒凉，此用温热，何也？盖寒既有微甚之不同，而其相反处全在口中和与口燥渴之迥别。故欲知里证之寒热，全在渴不渴辨之，此伤寒之要决也。"

汪苓友曰："《补亡论》常器之云：'当灸膈俞、关元穴、背俞第三行。'按：第三行者，当是膈关，非膈俞也。《图经》云：'膈关二穴，在第七椎下，两旁相去各三寸陷中，正坐取之，足太阳脉气所发，专治背恶寒，脊强，俯仰难，可灸五壮。'盖少阴中寒，必由太阳而入，故宜灸其穴也。又关元一穴，在腹部中行脐下三寸，足三阴任脉之会，灸之者，是温其里以助其元气也。"

附子汤方

附子二枚（炮，去皮，破八片） 茯苓三两 人参三两 白术四两 芍药三两

上五味，以水八升，煮取三升，去滓。温服一升，日三服。

柯韵伯曰："此大温大补之方，乃正治伤寒之药，为少阴固本御邪第一之剂也。与真武汤似同而实异，倍术、附去姜加参，是温补以壮元阳，真武汤还是温散而利肾水也。"

汪苓友曰："武陵陈氏曰：'四逆诸方皆有附子，于此独名附子汤，其义重在附子，他方皆附子一枚，此方两枚可见也。'附子之用不多，则其力岂能兼散表里之寒哉！邪之所凑，其气必虚，参、术、茯苓皆甘温益气，补卫气之虚；辛热与温补相合，则气可益而邪可散矣。既用附子之辛烈，而又用芍药者，以敛阴气，使卫中之邪，不遽全入于阴耳。"

陈古愚曰："此方一以治阳虚，一以治阴虚。时医开口辄言此四字，其亦知阳指太阳，阴指少阴，一方统治之理乎。"

《类聚方广义》："附子汤，治水病，遍身肿满，小便不利，心下痞硬，下利腹痛，身体痛，或麻痹，或恶风寒者。"

歌曰 geyue

身体痛手足寒，脉沉附子汤可痊。

研读 yandu

本句概括了《伤寒杂病论》条文："少阴病，身体痛，手足寒，骨节痛，脉沉者，附子汤主之。"

本条文言阴寒直中少阴真阴证治。

条文大意：少阴病，元阳亏虚下焦阳气不周于一身故身体痛，君火不宣阳气不充于四肢，故手足寒；阴寒凝滞阳气不行于骨节，故骨节痛。阳气虚陷不举则脉沉者，亦以附子汤主之。

陈修园曰："柯注此与麻黄附子甘草汤，皆是治少阴证，而有出入之不同。经曰：'少阴之阴，其入于经也，从阳部注于经，其出者从阴内注于骨'。发热脉沉，无里证者，从阳部注于经也；身体痛，骨节痛，脉沉者，从阴内注于骨也。从阳注经，是表热里寒，病从外来，故温而兼散；从阴注骨，是表寒里虚，病从内出，故温而兼补。”

万密斋曰：“此阴寒直中少阴真阴证也。若脉浮则属太阳麻黄汤证，今脉沉，知属少阴也。盖少阴与太阳为表里，证同脉异也。”

钱天来曰：“身体骨节痛，乃太阳寒伤荣之表证也。然在太阳，则脉紧而无手足寒之证，故有麻黄汤发汗之治；此以脉沉而手足寒，则知寒邪过盛，阳气不治，荣阴滞涩，故身体骨节皆痛耳。且四肢为诸阳之本，阳虚不能充实于四肢，所以手足寒，此皆沉脉之见证也，故以附子汤主之，以温补其虚寒也。”

程郊倩曰：“此属少阴之表一层病，经脉上受寒也。以在阴经则亦属里，故温外无法。”

汪双池曰：“此证今所谓夹阴伤寒者。”

歌曰 geyue

上焦热见咽痛，甘草不差与桔梗。

研读 yandu

本句概括了《伤寒杂病论》条文：“少阴病，二三日，咽中痛者，可与甘草汤；不差，与桔梗汤。”

本条文言少阴客热循经上逆致咽痛证治。

条文大意：手少阴心经的分支从心系，上挟咽，足少阴本经直行脉循喉咙，今少阴病二三日，正值三阳主气之期，少阴君火外合三阳，上循经脉而及咽喉致咽中痛者，可与甘草汤；服汤后不差者，与桔梗汤。

陈修园曰：“或问：‘仲景言咽痛，咽以咽物，于喉何与，而云语声不出耶？’答曰：‘喉与咽相附，仲景言少阴病热咽痛，而喉咙即在其中。’”

柯韵伯曰：“少阴之脉，循喉咙，挟舌本，故有咽痛证。若因于他证而咽痛者，不必治其咽。如脉阴阳俱紧，反汗出而吐利者，此亡阳也，汗回其阳，则吐利止而咽痛自除。如下利而胸满心烦者，是下焦虚而上焦热也，升水降火，上下和调，而痛自止。若无他证而但咽痛者，又有寒热之别，见于二三日是虚火上冲，可与甘草汤，甘凉泻火以缓其热；不瘥者，配以桔梗，兼辛以散之。所谓奇之不去，而偶之也。二方为正治之轻剂，以少阴为阴中之阴，脉微细而但欲寐，不得用苦寒之剂也。”

邹润庵曰：“二三日，邪热未盛，故可以甘草泻火而愈。若不愈，是肺窍不利，气不宜泄也。以桔梗开之，肺窍既通，气遂宣泄，热自透达矣。”

唐容川曰：“此咽痛，当作红肿论，故宜泻火以润利。以甘草缓缓引之，使泻上焦之火而生中焦之火，则火气退矣。脉之不差，恐壅塞未易去，加桔梗开利之。”

甘草汤方

甘草二两

上一味，以水三升，煮取一升半，去滓。温服七合，日二服。

张隐庵曰：“本论汤方甘草俱炙，炙则助脾土而守中；惟比生用，生则和经脉而流通。学者不可以其近而忽之也。”

徐忠可曰：“甘草一味单行，最能和阴而清冲任之热。每见生便痛者，骤煎四两，顿服立愈。则其能清少阴客熟可知，所以为咽痛专方也。”

《玉函经附遗》：“治小儿撮口发噤。即本方煎服，令吐痰涎后，以乳汁点儿口中。又治小儿中蛊欲死者。”

《千金方》：“甘草汤，治肺痿涎唾多，心中温温液液者。”

《伤寒类要》：“治伤寒心悸，脉结代者。”（即本方）

《危氏得效方》：“治小儿遗尿，大甘草头煎汤，夜夜服之。”

《姚和众至宝方》：“治小儿尿血。”（即本方）

《圣济总录》："治舌肿塞口，不治杀人。"即本方，热漱频吐。

桔梗汤方

桔梗一两　甘草二两

上二味，以水三升，煮取一升，去滓，温分再服。

徐灵胎曰："夫甘为土之正味，能制肾水越上之火；佐以苦辛开散之品。《别录》云：'桔梗疗咽喉痛。'此方制少阴在上之火。"

李时珍曰："仲景治肺痈唾脓用桔梗、甘草，取其苦辛清肺，甘温泻火，又能排脓血、补内漏也。其治少阴证，二三日，咽痛，亦用桔梗、甘草，取其苦辛散寒，甘平除热，合而用之能调寒热也。后人易名甘桔汤，通治咽喉、口舌诸痛。"

《肘后方》："喉痹传用神效方，即本方取服即消，有脓即出。"

《圣惠方》："治喉痹肿痛，饮食不下，宜服此方，有脓出即消。"

《玉机微意》："桔梗汤治心脏发咳，咳则心痛，喉中介介如梗状，甚则咽肿喉痹。"

《济阴纲目》："甘桔汤，治冬温咽喉肿痛。"

歌曰 geyue

咽中痛半夏散，不能散服煎汤咽。

研读 yandu

本句概括了《伤寒杂病论》条文："少阴病，咽中痛，脉反浮者，半夏散及汤主之。"

本条文言风寒客少阴经而咽痛证治。

条文大意：少阴病，风寒邪气客于会厌、干于少阴经脉，而为咽中痛，因有风寒外感故脉微细同时反见浮象者，半夏散及汤主之。

成无已曰："甘草汤主少阴客热咽痛，桔梗汤主少阴寒热相搏咽痛，半夏散及汤主少阴客寒咽痛也。"

《医宗金鉴》曰："少阴病，咽痛者，谓或左、或右，一处痛也。咽中痛者，谓咽中皆痛也，较之咽痛而有甚焉。甚则涎缠于咽中，故主以半夏散，散风邪以逐涎也。"

唐容川曰："此言外感风寒客于会厌，干少阴经而咽痛。此证予见多矣，喉间兼发红色，并有痰涎声音嘶破，咽喉颇痛。四川此病多有，皆知用人参败毒散即愈，盖即仲景半夏散及汤之意也。"

半夏散方

半夏（洗） 桂枝 甘草（炙）

上三味，等分，各别捣筛之，合治之。白饮和服方寸匕，日三服。若不能散服者，以水一升，煎七沸，内散两方寸匕，更煎三沸，下火令小冷，少少咽之。

王晋三曰："半夏散，咽痛能咽者用散，不能咽者用汤。少阴之邪，逆于经脉，不得由枢而出，用半夏入阴散郁热，桂枝、甘草达肌表，则少阴之邪由经脉而出肌表，悉从太阳开发。半夏治咽痛，可无劫液之虞。"

徐灵胎曰："治上之药，当小其剂。《本草》半夏治咽肿痛，桂枝治喉痹，此乃咽喉之主药，后人以二味为禁药，何也？"

《总病论》："伏气之病，谓非时有暴寒而中人，伏毒气于少阴经，始虽不病，旬月乃发，便脉微弱，先发喉痛似伤寒，次则下利喉痛，半夏桂枝甘草汤主之；下利有诸证，用通脉四逆汤主之。此病三二日便差，古方谓肾伤寒是也。"（即本方加生姜等分作汤）

《类方准绳》："半夏桂枝甘草汤，治暴寒中人咽痛。"（即前方）

歌曰 geyue

咽生疮不能语，苦酒汤治声不出。

研读 yandu

本句概括了《伤寒杂病论》条文："少阴病，咽中伤，生疮，痛引喉旁，不能语言，声不出者，苦酒汤主之。"

本条文言少阴水阴不能上济君火致咽喉溃烂的证治。

条文大意：少阴病，少阴阴水不能上济君火，贼火成毒致咽中伤而溃烂生疮，痛引喉旁，少阴之脉，入肺循咽喉，肺受火气所烁，而喉咙为之窒塞不能语言，声不出者，苦酒汤主之。

方中行曰："咽伤而生疮，比痛为差重也。不能语言者，少阴之脉，入肺络心，心通窍于舌，心热则舌不掉也。声不出者，肺主声而属金，金清则鸣，热昏而塞也。半夏主咽而开痰结，苦酒消肿而敛咽疮，鸡子甘寒而除伏热。"

程郊倩曰："足少阴之有咽痛，皆下寒上热，津液搏结使然。无厥气撞气，故不成痹。但视气势之微甚，或润、或解、或温，总不用着凉剂。"

徐灵胎曰："疑即阴火喉癣之类。咽中生疮，此必迁延病久，咽喉为火所蒸腐。此非汤剂之所能疗，用此药敛火降气，内治而兼外治法也。"

唐容川曰："此生疮即今之喉癣、喉蛾，肿塞不得出声，今有刀针破之者，有用巴豆烧焦烙之者，皆是攻破之使不壅塞也。仲景用生半夏，正是破之也。予亲见治重舌，敷生半夏立即消破，即知咽喉肿闭亦能消而破之也。"

苦酒汤方

半夏（洗，破如枣核）十四枚　鸡子一枚（去黄，内上苦酒着鸡子壳中）

上二味，内半夏着苦酒中，以鸡子壳置刀环中，安火上，令三沸，去滓。少少含咽之。不差，更作三剂。

陈古愚曰："半夏洗，破十四枚，谓取半夏一枚，洗去其涎，而破为十四枚也。"

《活人书》："苦酒，米醋是也。"

王晋三曰："苦酒汤治少阴水亏，不能上济君火，而咽生疮，声不出者。疮者，疳也。半夏之辛滑，佐以鸡子清之甘润，有利窍通声之功，无燥津涸液之虞。然半夏之功能，全赖苦酒摄入阴分，劫阴敛疮；即阴火沸腾，亦可因苦酒而降矣，故以名其汤。"

柯韵伯曰："置刀环中，放火上，只三沸即去滓，此略见火气，不欲尽出其味，意可知矣，鸡子黄走血分，故心烦不卧者宜之；其白走气分，故声不出者宜也。"

《千金方》："治舌卒肿满口，溢出如吹猪胞，气息不得通，须臾不治杀人方：半夏十二枚，洗熟，以醋一升，煮取八合，稍稍含漱之，吐出。加生姜一两佳。（《千金翼方》：'半夏戟人咽，须熟洗，去滑尽，用之，勿咽汁也。'）"

歌曰 geyue

咽痛烦兼下利，胸满猪肤汤医治。

研读 yandu

本句概括了《伤寒杂病论》条文："少阴病，下利，咽痛，胸满心烦者，猪肤汤主之。"

本条文言少阴病中焦气虚，阴火上炎证治。

条文大意：少阴为水火上下互济的枢机，少阴病，火不下温中焦，水湿失化故下利；水不上呈，虚火上扰故咽痛；上下水火不交，心阳枢转不出故胸满，肾火不藏郁于内则心烦者，猪肤汤主之。

柯韵伯曰："少阴病多下利，以下焦之虚也。阴虚则阳无所附，故下焦虚寒者，反见上焦之实热。少阴脉循喉咙，挟舌本，其支者，出络心，注胸中。凡肾精不足，肾火不藏，必循经上走于阳分也。咽痛，胸满心烦者，因阴并于下而阳并于上，水不上承于心，火不下交于肾，此未济之象。猪为水畜而津液在肤，取其肤以治上焦虚浮之火，和白蜜、花粉之甘泻心润肺和脾，滋化源，培母气。水升火降，上热不行，虚阳得归其部，不治利而利自止矣。”

徐灵胎曰：“此亦中焦气虚，阴火上炎之证。以甘咸纳之，引少阴之虚火下达。”

猪肤汤方

猪肤一斤

上一味，以水一斗，煮取五升，去滓，加白蜜一升，白粉五合，熬香，和令相得，分温六服。

《礼运疏》：“肤是革外之薄皮，革是肤内之厚皮革也。”

《本经逢原》：“猪肤者，皮上白膏是也。取其咸寒入肾，用以调阴散热。故仲景‘少阴病，下利，咽痛，胸满心烦’有猪肤汤。予尝用之，其效最捷。”

王海藏曰：“仲景猪肤汤用白粉，即白米粉也。猪皮味甘寒，猪，水畜也，其气先入肾，解少阴客热。加白蜜以润燥除烦，白粉以益气断痢。”

《张氏医通》：“徐君育素禀阴虚多火，且有脾约便血证。十月间患冬温，发热咽痛。里医用麻仁、杏仁、半夏、柑橘之属，遂喘逆倚息不得卧，声飒如哑，头面赤热，手足逆冷，右手寸关虚大微数。此热伤手太阴气分也。为制猪肤汤一瓯，令隔汤顿热，不时挑服。三日声清，终剂而痛如失。”

唐容川曰：“白喉，书言其咽白烂，不可发汗，亦不可下，当一意清润，猪肤汤则清润之极品也。”

歌曰 geyue

心中烦不得卧，黄连阿胶汤清火。

研读 yandu

本句概括了《伤寒杂病论》条文："少阴病，得之二三日以上，心中烦，不得卧者，黄连阿胶汤主之。"

本条文言少阴上焦君火热化证治。

条文大意：少阴病，得之二三日以上，甚至八九日者，随三阳主气之期，得上焦君火而热化，且下焦阴水消耗不能上交于君火，故心中烦，君火阳亢不能下入于阴水，致不得卧者，法宜壮水之主以制阳光，以黄连阿胶汤主之。

尤在泾曰："少阴之热，有从阳经传入者，亦有自受寒邪，久而变热者。曰二三日以上，谓自二三日至五六日，或八九日，寒极而变热也。至心中烦不得卧，则热气内动，尽入血中，而诸阴蒙其害矣。盖阳经之寒变，则热归于气，或入于血；阴经之寒变，则热入于血，而不归于气，此余历试之验也。故用黄连、黄芩之苦，合阿胶、芍药、鸡子黄之甘，并入血中以生阴气而除邪热。成氏谓'阳有余，以苦除之；阴不足，以甘补之'是也。"

黄连阿胶汤方

黄连四两　黄芩二两　芍药二两　阿胶三两　鸡子黄二枚

上五味，以水六升，先煮三味，取二升，去滓，内胶烊尽，小冷，内鸡子黄，搅令相得。温服七合，日三服。

柯韵伯曰："此少阴之泻心汤也。凡泻心必借芩、连，而导引有阴阳之别。病在三阳，胃中不和而心下痞硬者，虚则加参、甘补之，实则加大黄下之。病在少阴而心中烦不得卧者，既不得用参、甘以助阳，亦不得用大黄以伤胃也，故用芩、连以折心火，用阿胶以补肾阴，鸡子黄佐芩、连于泻心中补心血，芍药佐阿胶于补阴中敛阴气，斯则心肾交合，水升火降，是以扶阴泻阳之方，而变为滋阴和阳之剂也。"

吴遵程曰："此汤本治少阴温热证，以其阳邪暴虐，伤犯真阴，故二三日已上便见心烦不得卧，所以始病之际，即用芩、连大寒之药，兼芍药、阿胶、鸡子黄以滋养阴血也。然伤寒六七日后，热传少阴，伤其阴血者，亦可取用。与阳明腑实用承气汤，法虽虚实补泻悬殊，而法热救阴之意则一耳。”

《肘后方》：“时气差后，虚烦不得眠，眼中痟疼，懊恼。”（即用本方）

《医宗必读》：“黄连阿胶汤，治温毒下利脓血，少阴烦躁不得卧。”

《榕堂疗指示录》：“淋漓证，小便如热汤，茎中焮痛而血多者，黄连阿胶汤奇效。”

《张氏医通》：“黄连阿胶汤，治热伤阴血，便红。”

《类聚方广义》：“黄连阿胶汤，治久痢腹中热痛，心中烦而不得眠，或便脓血者。”

《精神病广义》：“此养心液、清虚火之主方，一切心虚失眠之病多可用之。若挟有痰气者，可酌加茯神、枣仁、龟甲、竹黄之类。”

歌曰 geyue

下焦寒自下利，腹痛小便或不利。
或咳呕小便利，真武汤方皆可治。

研读 yandu

本条概括了《伤寒杂病论》条文：“少阴病，二三日不已，至四五日，腹痛，小便不利，四肢沉重疼痛，自下利者，此为有水气，其人或咳，或小便不利，或下利，或呕者，真武汤主之。”

本条文言少阴生阳不足而中土受病的证治。

条文大意：少阴病二三日，时值三阳主气，若得阳热之化，病当自已；若不已，至四日又值太阴主气；交于五日，已满太阴之数，太阴阴寒故腹痛，脾失转输则小便不利，脾主四肢，脾虚寒而阳气不达兼有湿滞则四肢沉重疼痛，自下利者，此为少阴阳虚水寒用事，加之火衰不能生土，土虚不能制水，而有水气，水无常形，因势而变，其人或因寒水涉肺见咳，或因肾不化水见小便不利，或因脾寒生湿而下利，或胃虚失降而呕者，真武汤主之。

黄竹斋曰："真武汤之用在温肾以行少阴之水，与小青龙汤为一表一里、一上一下之对子。"

秦皇士曰："此少阴经寒湿传变太阴腹痛，用真武汤补土中之火，以制水气下利。"

方中行曰："腹痛、小便不利，阴寒内甚，湿甚而水不行也。四肢沉重疼痛，寒湿内渗，又复外薄也。自下利者，湿既甚而水不行，则与谷不分清，故曰"此为有水气"也。或为诸证，大约水性泛滥，无所不至之故也。"

柯韵伯曰："为有水气，是立真武汤本意。小便不利是病根，腹痛下利、四肢沉重疼痛皆水气为患，因小便不利所致。然小便不利，实由坎中无阳，坎中火用不宣，故肾家水体失职，是下焦虚寒不能制水故也。法当壮元阳以消阴翳，逐留垢以清水道，因立此汤。末句语意，直接有水气来。后三项是真武汤加减证，不是主证。若虽有水气而不属少阴，不得以真武主之也。"

万密斋曰："太阳表证有水气者小青龙汤，少阴里证有水气者真武汤，六经中惟肾、膀胱主水，故二经有水气之证也。"

真武汤方

茯苓三两　芍药三两　白术二两　生姜三两（切）　附子一枚（炮，去皮，破八片）

上五味，以水八升，煮取三升，去滓。温服七合，日三服。若咳者，加五味子半升，细辛、干姜各一两。若小便不利者，加茯苓一两，若下利者，去芍药，加干姜二两。若呕者，去附子，加生姜足前成半斤。

方中行曰："真武者，北方阴精之宿。职专司水之神，以之名汤义取之水。然阴寒甚而水泛滥，由阳困弱而土不能制伏也。是故术与茯苓燥土胜湿，芍药、附子利气助阳，生姜健脾以燠土，则水有制而阴寒退。药与病宜，理至必愈。水寒相搏则咳，细辛、干姜之辛散水寒也，既散矣，肺主咳而欲收，五味子者酸以收之也。茯苓淡渗而利窍，芍药收阴而停滞，非下利者所宜，故去之；干姜散寒而燠土，土燠则水有制，故加之。呕，气逆也，去附子以其固气也，加生姜以其散气也。”

张路玉曰：“此方本治少阴病水饮内结，所以首推术、附，兼茯苓、生姜，运脾渗湿为要务，此人所易明也。至用芍药之微旨，非圣人不能。盖此证虽曰少阴本病，而实缘水饮内结，所以腹痛自利，四肢疼重，而小便反不利也。若极虚极寒，则小便必清自无禁矣，安有反不利之理哉！则知其人不但真阳不足，真阴亦已素亏，若不用芍药固护其阴，岂能胜附子之雄烈乎！即如附子汤、桂枝加附子汤、芍药甘草附子汤，皆芍药与附子并用，其温经护荣之法，与保阴回阳不殊，后世用药，能获仲景心法者几人哉！”

程郊倩曰：“真武汤之治咳，以停饮与里寒合也；小青龙之治咳，以停饮与表寒合也。”

《活人书》：“《类纂》云：‘凡发汗过多，筋惕肉瞤，振摇动人，或虚羸之人微汗出，便有此证，俱宜服真武汤以救之。’”

王氏《易简方》：“此药不惟阴证伤寒可服，若虚劳人憎寒壮热，咳嗽下利，皆宜服之，因宜名固阳汤。增损如前法。”

《医学入门》：“滑伯仁治一妇，暑月身冷自汗，口干烦躁，欲卧泥水中，脉浮而数，按豁然虚散。公曰：‘脉至而从，按之不鼓，为阴盛格阳，得之饮食生冷、坐卧风露。’乃与真武汤冷饮，三服而愈。”

歌曰 geyue

吐且利手足冷，烦躁欲死宜吴萸。

研读 yandu

本句概括了《伤寒杂病论》条文："少阴病，吐利，手足逆冷，烦躁欲死者，吴茱萸汤主之。"

本条文言少阴水火不交、中土虚寒的证治。

条文大意：少阴病，中土虚寒上吐下利，中阳不能灌溉四旁故手足逆冷，上下水火不能交媾致烦躁欲死者，吴茱萸汤主之。

陈修园曰："中土虚则气不行于四末，故手足逆冷。中土虚不能导手少阴之气而下交则为烦，不能引足少阴之气而上交则为躁，甚则烦躁欲死。方用吴茱萸之大辛大温以救欲绝之阳，佐人参之冲和以安中气，姜、枣和胃以行四末。师于不治之证不忍坐视，专求阳明是得绝处逢生之妙。所以与通脉四逆汤、白通加猪胆汁汤，三方鼎峙也。"

柯韵伯曰："少阴病，吐利烦躁，四逆者死。四逆者，四肢厥冷，兼臂胫而言。此云手足，是指手足掌而言，四肢之阳犹在。故用吴茱萸汤以温之，吐利止而烦躁除，阴邪入于合者，更得从阳而出乎井矣。"

《资生篇》："吴茱萸汤，治阳虚血分有寒。"

吴茱萸汤方

吴茱萸一升　人参三两　生姜六两（切）　大枣十二枚（擘）

上四味，以水七升，煮取二升，去滓。温服七合，日三服。

汪苓友曰："呕为气逆，气逆者必散之。吴茱萸辛苦味重下泄，治呕为最；兼以生姜又治呕圣药，非若四逆中干姜守而不走也。"

武陵陈氏云："其所以致呕之故，因胃中虚生寒，使温而不补，呕终不愈，故用人参补中，合大枣以为和脾之剂焉。"

陈古愚曰："此阳明之正方也。或谓吴茱萸降浊阴之气，为厥阴专药，然温中散寒，又为三阴并用之药，而佐以人参、姜、枣，又为胃阳衰败之神方。"

《伤寒辑义》："吴茱萸汤之用有三：阳明食谷欲呕用之，少阴吐利用之，厥阴干呕吐涎沫者用之。要皆以呕吐逆气为主。”

《金匮要略》：“呕而胸满者，吴茱萸汤主之。”

《资生篇》：“吴茱萸汤，治阳虚血分有寒。”

《肘后方》：“治人食毕噫醋及醋心。”（即本方）

《兰室秘藏》：“厥阴头顶痛，或吐痰沫，厥冷，其脉浮缓，吴茱萸汤主之。”

《医方集解》：“治肝气上逆，呕涎、头痛。”

歌曰 geyue

便脓血腹痛将，小便不利桃花汤。

研读 yandu

本条概括了《伤寒杂病论》条文：“少阴病，下利便脓血者，桃花汤主之。”和“少阴病，二三日至四五日，腹痛，小便不利，下利不止便脓血者，桃花汤主之。”

以上两条条文均言少阴虚寒便脓血的证治。

第一条条文大意：脉微细，但欲寐的少阴病，因气虚失固、寒坼胃肠见下利便脓血者，桃花汤主之。

第二条条文大意：少阴病阳气不足，二三日至四五日阴寒更甚，阳气虚寒阴邪在里气滞肠间故腹痛，肾阳虚下元无火故气化不行而小便不利，因气虚失固下利不止，寒坼胃肠见便脓血者，桃花汤主之。

陈修园曰：“少阴病，热化太过，则闭藏失职而下利；热化太过，则阴络受伤而便脓血。须知便脓血者，大肠郁化之腐脓与阴络之血相并而出，与下利清谷不同也，以桃花汤主之。少阴病，君火之热化太过者，二日阳明主气之期，得燥气之助而更甚；过少阳之三分日，阳经已遍。至四日太阴，以及五日，正为少阴主气之期，热气欲奔注而下利。其未利之前，必先腹痛。下利则水液全归于大肠，其未利之前，必先小便不利，旋而下利不止，其便非清谷而为脓血者，亦以桃花汤主之。”

成无己曰：“阳病下利便脓血者，协热也；少阴病下利便脓血者，下焦不约而里寒也。与桃花汤，固下散寒。《要略》云：‘阳证内热则溢出鲜血，阴证内寒则紫黑如豚肝也。’”

刘田良曰：“下利便脓血者，即赤白下利也。”

汪苓友曰：“此条乃少阴中寒，即成下利之证。下利便脓血，协热者多。今言少阴病下利，必脉微细，但欲寐，而复下利也；下利日久，至便脓血，乃里寒而滑脱也。”

钱天来曰：“见少阴证而下利，为阴寒之邪在里，湿滞下焦，大肠受伤，故皮坼血滞，变为脓血。滑利下脱，故以温中固脱之桃花汤主之。”

万密斋曰：“此少阴自受寒邪，而下利之证也。为病在里属脏。”

钱天来曰：“三日至四五日，阴邪在里，气滞肠间，故腹痛也。下焦无火，气化不行，故小便不利。且下利不止，则小便随大便而频去，不得潴蓄于膀胱而小便不得分利也。下利不止，气虚不固而大肠滑脱也。便脓血者，邪在下焦，气滞不流，而大肠伤损也。此属阴寒虚利，故以涩滑固脱、温中补虚之桃花汤主之。”

汪苓友曰：“少阴里寒便脓血，所下之物，其色必黯而不鲜、乃肾受寒湿之邪，水谷之津液为其凝泣，酝酿于肠胃之中而为脓血，非若火性急速而色鲜。盖水伏已久，其色黯黑，其气不臭，其人必脉微细，神气静而腹不甚痛，喜就温暖，欲得手按之腹痛即止，斯为少阴寒利之征。”

柯韵伯曰：“少阴病腹痛下利，是坎中阳虚，故真武有附子，桃花用干姜。不可以小便不利作热治。真武是引火归原法，桃花是升阳散火法。”

桃花汤方

赤石脂一斤（一半全用，一半筛末）　干姜一两　粳米一升

上三味，以水七升，煮米令熟，去滓。温服七合，内赤石脂末

方寸匕，日三服。若一服愈，余勿服。

成无己曰："涩可去脱，赤石脂之涩，以固肠胃；辛以散之，干姜之辛，以散里寒；粳米之甘，以补正气。"

李时珍曰："取赤石脂之重涩，入下焦血分而固脱；干姜之辛温，暖下焦气分而补虚；粳米之甘温，佐石脂、干姜而润肠胃也。"

张隐庵曰："石脂色如桃花，故名桃花汤。"

徐灵胎曰："兼末服，取其留滞收涩。《别录》：'赤石脂，大温无毒，治肠游下利赤白。'"

《肘后方》："天行毒病，若下脓血不止者方。"（即本方）

《外台秘要》："崔氏疗伤寒后赤白滞下无度，阮氏桃花汤。"（即本方）

歌曰 geyue

自下利脉甚微，宜白通汤急温里。
利不止厥无脉，干呕烦加猪胆汁。

研读 yandu

本句概括了《伤寒杂病论》条文："少阴病，下利，脉微者，与白通汤。利不止，厥逆无脉，干呕烦者，白通加胆汁汤主之。服汤后，脉暴出者死，微续者生。"

本条文言寒直中少阴下利及下利亡阳的证治。

条文大意：少阴脉微细、但欲寐之病，肾生阳不升，君火不下交，阴寒在下，肾窍失闭，见下利，脉微者，与白通汤以启陷下之阳。下利严重利竟不止，气津亡失则厥逆无脉，阴邪上逆而干呕，虚阳飞越而发烦者，以白通加猪胆汁汤取热因寒用之法主之，使药力与病气相安。服此汤后，孤阳独行，脉暴出者，主死；脉微续者，为阳气渐复，主生。

万密斋曰："此寒直中少阴本脏，为真阴证也。肾主水为胃之关，开窍于二阴，寒气中之，不能开藏出纳，故少阴证多吐利也。"

柯韵伯曰："下利脉微，是下焦虚寒，不能制水故也，与白通汤以通其阳，补虚却寒而制水。服之利仍不止，更厥逆，反无服，是阴盛格阳也。如干呕而烦，是阳欲通而不得通也。法当取猪胆汁之苦寒为反佐，加入白通汤中，从阴引阳，则阴盛格阳者，当成水火既济矣。论中不及人尿，而方后又云无猪汁亦可服者，以人尿咸寒，直达下焦，亦能止除烦止呕矣。脉暴出者，孤阳独行也，故死；微续者，少阳初生也，故生。"

徐灵胎曰："无脉厥逆，呕而且烦，则上下俱不通，阴阳相格，故加猪胆、人尿，引阳药达于至阴而通之。《内经》云：'反佐以取之。'是也。服汤脉暴出者，乃药力所迫，药力尽则气仍绝。微续乃正气自复，故可生也。"

钱天来曰："下利已多，皆属寒在少阴，下焦清阳不升，胃中阳气不守之病，而未有用白通汤者。此条但云下利而用白通汤者，以上有'少阴病'三字，则知有脉微细、但欲寐、手足厥之少阴证，观下文'下利脉微者，与白通汤'则知之矣。利不止而厥逆无脉，又加猪胆人尿，则尤知非平常下利矣。盖白通汤即四逆汤而以葱易甘草；甘草所以缓阴气之逆，和姜附而调护中州；葱则辛滑行气，可以通行阳气而解散寒邪；二者相较，一缓一速，故其治亦颇有缓急之殊也。"

白通汤方

葱白四茎　干姜一两　附子一枚（生用，去皮，破八片）

上三味，以水三升，煮取一升，去滓，分温再服。

方中行曰："用葱白而曰'白通'者，通其阳则阴自消也。"

柯韵伯曰："白通者，通下焦之阴气以达于上焦也。少阴病，自利而渴，小便色白者，是下焦之阳虚而阴不生，少火不能蒸动其水气而上输于肺，故渴；不能生土，故有利耳。法当用姜附以振元阳，而不得升腾之品，则利止而渴不能止，故佐葱白以通之。葱白禀西方之色味，入通于肺，则水出高原而渴自止矣。凡阴虚则小便难，下利而渴者小便必不利，或出涩而难，是厥阴火旺，宜猪苓，白头翁辈。此小便色白属少阴火虚，故曰下焦虚，又曰虚故引水自救。自救者，自病人之意，非医家之正法也。若厥阴病欲饮水者，少少与之矣。"

《活人书》："自利而渴，属少阴白通汤。"

《医门法律》："白通汤，治少阴病但见下利脏寒阴盛，用此以通其阳，胜其阴。"

白通加猪胆汁汤方

葱白四茎　干姜一两　附子一枚（生用，去皮，破八片）　人尿五合　猪胆汁一合

上五味，以水五升，先煮三物，取一升，去滓，内人尿、猪胆汁，和令相得，分温再服。若无胆汁，亦可用。

成无己曰："《内经》曰：'若调寒热之逆，令热必行。'则热物冷服，下嗌之后，冷体既消，热性便发，由是病气随愈，呕哕皆除，情且不违，而致大益，此和人尿、猪胆汁咸苦物于白通汤热剂中，要其气相从，则可以去格拒之寒也。"

张隐庵曰："始焉下利，继则利不止，始焉脉微，继则厥逆无脉，更兼干呕、心烦者，乃阴阳水火并竭，不相交济。故以白通加猪胆汁汤。夫猪乃水畜，胆具精汁，可以滋少阴而济其烦。人尿乃入胃之饮，水精四布，五精并行，可以资中土而和其厥逆，中土相济烦呕自除。"

《济阳纲目》："白通加人尿、猪胆汁汤，治久坐湿地伤肾，肾伤则短气，腰痛，厥逆下冷，阴脉微者，宜此方主之。"

歌曰 geyue

利清谷手足厥，里寒外热脉欲绝。
面色赤或咽痛，腹满干呕不恶寒。

或利止脉不出，通脉四逆汤可服。

研读 yandu

本句概括了《伤寒杂病论》条文："少阴病，下利清谷，里寒外热，手足厥逆，脉微欲绝，身反不恶寒，其人面色赤，或腹痛，或干呕，或咽痛，或利止脉不出者，通脉四逆汤主之。"

本条文言少阴内真寒外假热证治。

条文大意：少阴病，下利清水完谷，阴盛格阳则里寒而外反热，惟其阴盛，故手足厥逆。阳虚不化且脉微欲绝，惟其格阳，故身反不恶寒，且其人面色赤，阴寒甚或涉于太阴而腹痛，或涉于中胃而干呕，或循经挟咽而咽痛，或中焦谷神内虚致利止而脉不出者，均以散寒通阳之通脉四逆汤主之。

成无己曰："下利清谷，手足厥逆，脉微欲绝，为里寒；身热不恶寒，面色赤，为外热。此阴甚于内，格阳于外，不相通也，与通脉四逆汤散阴通阳。"

柯韵伯曰："下利清谷，里寒外热，手足厥逆，脉微欲绝，此太阴坏证转属少阴之证，四逆汤所主也。而但欲寐是系在少阴，若反不恶寒，或咽痛干呕，是为亡阳。其人面赤色，是为戴阳，此下焦虚极矣，恐四逆之剂不足以起下焦之元阳，而续欲绝之脉，故倍加其味作为大剂，更加葱以通之。葱体空味辛，能入肺以行荣卫之气。姜、附、参、甘得此以奏捷于经络之间，而脉自通矣。脉通则虚阳得归其部，外热自解而里寒自除，诸证无虞矣。"

喻嘉言曰："下利里寒，种种危殆，其外反热，其面反赤，其身反不恶寒，而手足厥逆，脉微欲绝，明系群阴格阳于外，不能内返也。故仿白通之法，加葱入四逆汤中，以入阴迎阳而复其脉也。前条云'脉暴出者死'，此条云'脉即出者愈'，其辨最细。盖暴出则脉已离根，即出则阳已返舍。繇其外反发热，反不恶寒，真阳尚在躯壳，然必通其脉，而脉即出，始为休征。设脉出艰迟，恐其阳已随热势外散，又主死矣。”

秦皇士曰：“此申明里真寒，外假热，咽中痛，虚阳上浮也。”

通脉四逆汤方

甘草二两（炙）　附子大者一枚（生用，去皮，破八片）　干姜三两　人参一两

上四味，以水三升，煮取一升二合，去滓，分温再服。其脉即出者愈。面色赤者，加葱九茎；腹中痛者，去葱，加芍药二两；呕者，加生姜二两；咽痛者，去芍药，加桔梗一两；利止脉不出者，去桔梗，加人参二两。

陈修园曰：“阳气不能运行，宜四逆汤；元阳虚甚，宜附子汤阴盛于下，格阳于上，宜白通汤；阴盛于内，格阳于外，宜通脉四逆汤。盖以生气既离，亡在顷刻，若以柔缓之甘草为君，岂能疾呼散阳而使返耶！故倍用干姜，而仍不减甘草者，恐散涣之余，不能当姜、附之猛，还借甘草以收全功也。若面赤者，虚阳上浮也，加葱白引阳气以下行；腹中痛者，脾络不和也，去葱，加芍药以通脾络；呕者，胃气逆也，加生姜以宣逆气；咽痛者，少阴循经上逆也，去芍药之苦泄，加桔梗之开提；利止脉不出者，谷气内虚，脉无所禀而生，去桔梗，加人参以生脉。”

娄全善曰：“《外台》云：‘阴盛发躁，名曰阴躁，欲坐井中，宜以热药治之。’故仲景少阴证面赤者，四逆汤加葱白治之。”

《寓意草》：“徐国祯伤寒六七日，身热目赤，索水到前，复置不饮，异常大躁，将门牖洞启，身卧地上，辗转不快，更求入井。一医汹汹，急以承气与服。余诊其脉洪大无伦，重按无力。余曰：阳欲暴脱，外显假热，内有真寒，以姜附投子，尚恐不胜回阳之任，况取纯阴之药重劫其阳乎！观其得水不欲咽，情已大露。岂水尚不欲咽，而反可咽大黄、芒硝乎？于是以附子、干姜各五钱，人参三钱，甘草二钱，煎成冷服。服后寒战，戛齿有声，以重绵和头覆之，缩手不肯与诊。阳微之状始著，再与前药一剂，微汗热退而安。”

《伤寒摘锦》："凡初病便无热，恶寒，四肢厥冷，头痛面青，身如被杖，小腹绞痛，囊缩，口吐涎沫，或下利小便清白，脉沉迟微弱，寻之似有，按之全无，此厥阴本经受寒之真阴证也。在经在脏，俱用通脉四逆汤治之。"

歌曰 geyue

少阴病急下三，首为口燥喉咽干。

研读 yandu

本句概括了《伤寒杂病论》条文："少阴病，得之二三日，口燥咽干者，急下之，宜大承气汤。"

本条文言肾水枯涸，胃火上炎的少阴急下证治。

条文大意：少阴病，得之二三日，合三阳热化之时，不能合阴阳二枢以外转，反合君相二火以内焚，燥热入里证见口燥咽干者，急下之，缓则焦骨焚身不可救，宜上承热气而下济水阴的大承气汤。

张路玉曰："伏气之发于少阴，其势最急，与伤寒之传经热证不同。得病才二三日，即口燥咽干，延至五六日始下，必枯槁难为矣，故宜急下以救肾水之燔灼也。"

柯韵伯曰："热淫于内，肾水枯涸，因转属阳明，胃火上炎，故口燥咽干。急下之，火归于坎水，津液自升矣。此必有不大便证，若非本有宿食，何得二三日便当急下。"

《活人书》："少阴主肾，系舌本，伤寒热气入脏，流于少阴之经，肾汁干，咽路焦，故口燥咽干而渴，须宜急下之。非若阳明证宜下，而可缓也。虽然阳明亦有一证，发热汗出多急下之，阳明属胃，汗多则胃汁干，亦须急下之。"

歌曰 geyue

利清水色纯青，口干燥兼心下痛。

研读 yandu

本句概括了《伤寒杂病论》条文："少阴病，自利清水，色纯青，心下必痛，口干燥者，可下之，宜大承气汤。"

本条文言肾水枯涸，热结肠燥的少阴急下证治。

条文大意：少阴病，肾水枯涸，热结肠燥，热结旁流则见自利清水，其色纯青，胃气不通心下必痛，见口干燥者，亦当急下之，宜大承气汤救垂竭之水而遏燎原之火。

徐灵胎曰："纯青则非寒邪，乃肝邪入肾也。《难经》曰：'从前来者，为实邪。'心下必痛，口干燥二证，尤见非寒邪。二条俱重口渴，知为热邪无疑。"

唐容川曰："肝气有余，则生胆汁太多，呕苦不食，大便青色。心下是指胸前之隔膜言，膈连于肝而通于胆系，胆火盛汁多从肝系而注入膈中，至心下，将膈中所行之水阻遏，使返还入胃中，从下而泄，是为清水，其色纯青也。盖膈膜是行水之道，水要从胃而入膈，胆之火汁要从膈而入胃，逆拒于心中下之膈，故心下必痛。胆汁泄入胃，而水不得入于膈，反随胆汁下泄为下利清水，其色纯青也。水既从胃中下泄，而膈膜中反无水，不能化气升津，故口干燥也。"

秦皇士曰："此明凡用急下，必要见下证者：质清而无渣滓相杂，色青而无黄赤相间，热极假阴之候。然必得心下硬痛，口燥咽干而渴，方是里实下证的据。"

程郊倩曰："自利清水无谷渣，色纯青无谷色，谷留故也。"

汤本求真曰："自利清水，色纯青者，《温疫论》之所谓热结旁流者是也。不急下之，则忽变为死证之剧证也。"

黄竹斋曰："方书所谓之黑水泻，疑即此证。"

歌曰 geyue

腹胀满不大便，大承气汤急救阴。

研读 yandu

本句概括了《伤寒杂病论》条文："少阴病六七日，腹胀不大便者，急下之，宜大承气汤。"

本条文言少阴病邪已入深的证治。

条文大意：少阴病而至六七日，邪已入深内结于腹，腑气不通而腹胀不大便者，急下之，宜大承气汤。

陈修园曰："少阴病六日，交于七日，又值太阳主气之期，其病当由阴出阳而愈矣。乃君火之气，不能从枢而出，竟陷于太阴地土之中，以致腹胀不大便者。《内经》云：'暴腹胀大，皆属于热。'又云：'一息不运，则针机穷者此也。'不可不急下之，以运少阴之枢，使之外出，宜大承气汤。"

钱天来曰："少阴病而至六七日，邪已入深。然少阴每多自利，而反腹胀不大便者，此少阴之邪复还阳明也。所谓阳明中土，万物所归，无所复传之地，故当急下，与阳明篇'腹满痛者，急下之'无异也。以阴经之邪，而能复归阳明之腑者，即《灵枢》邪气脏腑病形篇所谓'邪入于阴经，则其脏气实，邪气入而不能客，故还之于腑。故中阳则溜于经，中阴则溜于腑'之义也。然必验其舌，察其脉，有不得不下之势，方以大承气下之耳。"

舒驰远曰："少阴复传阳明之证，腹胀不大便者，然必兼见舌苔干燥，恶热饮冷，方为实证。"

柯韵伯曰："三阳惟少阳无承气证，三阴惟少阴有承气证。盖少阳为阳枢，阳精虚、邪便入于阴，故不可妄下以虚其阳；少阴为阴枢，阳有余，邪便伤其阴，故宜急下以存其阴。"

歌曰 geyue

少阴病死证六，吐利躁烦四逆休。
或恶寒身踡利，手足逆冷亦不治。
下利止而头眩，时时自冒死亦然。
又四逆恶寒踡，脉绝不烦而躁死。
六七日息高死，脉微沉细汗出吐。
兼自利复烦躁，不得卧寐死证兆。

研读 yandu

以上六句分别概括了《伤寒杂病论》少阴病死证的六条条文：

1. 少阴病，吐利躁烦，四逆者死。

本条文言少阴病胃气绝者死。

条文大意：少阴病，吐利甚致胃气绝，则阴阳离绝见躁烦，四逆者死。

程郊倩曰："由吐利而躁烦，阴阳离绝而扰乱可知，加之四逆，胃阳绝矣，不知何待。使早知温中而暖土也，宁有此乎！此与吴茱萸汤证，只从躁逆先后上辨，一则阴中尚现阳神，一则阳尽唯存阴魄耳。"

陈修园曰："此言少阴藉中土之气，交上下而达四旁。若胃气绝则阴阳离，故主死。"

2. 少阴病，恶寒身蜷而利，手足厥冷者，不治。

本条文言少阴病纯阴无阳者死。

条文大意：少阴病，恶寒身蜷的脾肾阳虚进而见下利不禁，进而见手足厥冷致阳虚衰败者，为不治之证。

柯韵伯曰："伤寒以阳为主，不特阴证见阳脉者生，又阴病见阳证者亦可治。背为阳，腹为阴，阳盛则作痉，阴盛则蜷卧。若利而手足仍温，是阳回，故可治；若利不止而手足逆冷，是纯阴无阳，所谓六腑气绝于外者，手足寒，五脏气绝于内者，下利不禁矣。”

程郊倩曰：“阳受气于四肢，虽主于脾，实肾中生阳之气所奉，故手足之温与逆，关于少阴者最重。”

舒驰远曰：“此证尚未至汗出息高，犹为可治，急投四逆汤加人参，或者不死。”

3. 少阴病，下利止，而头眩时时自冒者，死。

本条文言阴阳离绝者死。

条文大意：少阴病，阴津竭于下见下利止，而因虚阳上脱见头眩时时自冒者，阴阳上下离绝故死。

喻嘉言曰：“下利既止，其人自可得生，乃头眩时时自冒者，复为死候。盖人身阴阳相为依附者也，阴亡于下，则诸阳之上聚于头者纷然而动，所以头眩时时自冒，阳脱于上而主死也。可见阳回利止则生，阴尽利止则死矣。”

章虚谷曰：“下利止者，非气固也，是气竭也。阳既下竭，如残灯余焰上腾，则头眩时时自冒而死。自冒者，倏忽瞑眩之状，虚阳上脱也。”

钱天来曰：“头眩者，头目眩晕也。时时自冒，冒者蒙冒昏晕也。”

程郊倩曰：“下利止而头眩时自冒者，肾气通于脑也，阴津竭于下，知髓海枯于上也。前此非无当温其上之法，惜乎用之不早也，无及矣。”

万密斋曰：“阳病冒者，为欲汗解，病冒者死。”

陈修园曰：“时时自冒下一自字，见病非外来，气脱时自呈之危象。”

4. 少阴病，四逆，恶寒而身倦，脉不至，心烦而躁者，死。

本条文言心阳虚绝者死。

条文大意：少阴病，阳气虚衰不能布达于四肢则四逆，不能温煦躯体则恶寒而身倦，不能充斥于脉而脉不至，心阳欲绝见惶恐心烦，而虚阳欲脱则躁扰不安者，死。

黄载坤曰："四逆恶寒而身倦，阴盛极矣；脉又不至，则阳气已绝，如是则心烦而躁者，死。盖阳升则烦，阳脱则躁。《素问》云：'阴气者，静则神藏，躁则消亡。'盖神发于阳而根藏于阴，精者神之宅也，水冷精寒，阳根欲脱，神魂失藏，是以反静而为躁也。"

陈修园曰："此言少阴有阴无阳者死也。少阴病，阳气不行于四肢，故四逆；阳气不布于周身，故恶寒而身蜷；阳气不运于经脉，故脉不至。且见心烦躁扰者，纯阴无阳之中忽呈阴证似阳，为火将绝而暴张之状，主死。"

5. 少阴病六七日，息高者，死。

本条文言下元绝不纳气者死。

条文大意：呼出心与肺，吸入肾与肝，少阴病至六七日，由阴转阳之时，下元虚气绝于下故息高者，只呼不能息故死。

柯韵伯曰："气息者，乃肾间动气，脏腑之本，经脉之根，呼吸之蒂，三焦生气之原也。息高者，但出心与肺，不能入肝与肾，生气已绝于内也。六经中，独少阴历言死证，他经无死证，甚者但曰难治耳，知少阴是生死关。"

喻嘉言曰："诸阳主气，息高则真气上迸于胸中，本实先拨而不能复归于气海，故主死也。"

《脉经》："病人肺绝，三日死。何以知之？口张但气出而不还。"

《伤寒论识》："后世所谓鼻煽，亦息高之类也。"

6. 少阴病，脉微细沉，但欲卧，汗出不烦，自欲吐。至五六日，自利，复烦躁不得卧寐者，死。

本条文言里阳绝阳气外脱者死。

条文大意：少阴病，阳虚衰微见脉微细沉，但欲卧，失于固摄而汗出，上焦无火故不烦，阴邪上逆故自欲吐，此本少阴阴寒之本病，虽危重但非必死之候。如至五六日，其症不解，再加自利则阳绝于里，寒邪逼脏，复致真寒呈现假热而见烦躁，真阳被逼，无所归而飞越致不得卧寐者，此皆阳气外脱，主死。

喻嘉言曰："脉微细沉，但欲卧，少阴之本证也。汗出不烦，则阳证悉罢，而当顾虑其阴矣。乃于中兼带欲吐一证，欲吐明系阴邪上逆，正当急温之时，失此不图，至五六日，自利有加，复烦躁不得卧寐，非外邪至此转增，正少阴肾中真阳扰乱，顷刻奔散，即温之亦无及，故主死也。"

程郊倩曰："少阴本病，只算阴盛，阴不已而汗出，是为亡阳，亦少阴一经表里之分也。阳亡必见烦躁等证者，鬼气欲成磷也。病此者，多昼隐夜现，故不得卧寐。"

第九节 厥 阴

歌曰 geyue

厥阴病消渴揭，气上撞心心疼热。
饥不食食吐蛔，阴阳不顺厥逆随。

研读 yandu

以上两句概括了《伤寒杂病论》条文："厥阴之为病，消渴，气上撞心，心中疼热，饥而不欲食，食则吐蛔，下之，利不止。"

本条文言厥阴病总纲。

条文大意：厥阴之上，风气主之，中见少阳。厥阴之为病，或病于本气，故风消而渴；或从于中见，少阳膈膜有热，亦见消渴；厥阴风木之气从下而上合心包，风火相击则气上撞心，心中疼热；少阳客火于胃，火能消物故饥；厥阴风木克胃土，故虽饥而不欲食；蛔感风木之气而生，蛔闻食臭则上于膈，故食则吐蛔；此证为上热下寒，若因上热误下之，则下寒必更甚，故利不止。

沈尧封曰："此厥阴病之提纲也。然消渴，气上撞心，心中疼热，饥不欲食，食则吐蛔之外，更有厥热往来，或呕，或利等证，犹之阳明病胃家实之外，更有身热汗出，不恶寒反恶热等证。故阳明病必须内外证合见，乃是真阳明，厥阴病亦必内外证合见，乃是真厥阴。其余或厥、或利、或呕，而内无气上撞心，心中疼热等证，皆似厥阴而实非厥阴也。"

张隐庵曰："厥阴者，阴之极也。夫两阴交尽，是为厥阴，阴极而阳生，故厥阴不从标本，从中见少阳之气化也。厥阴之为病，消渴者，经云：'厥阴之上，风气从之，所谓本也。病于本气，故风消而渴也。气上撞心，下焦之气不和也。心中疼热，中焦之气不和也。饥而不欲食，上焦之气不和也。夫三焦者，少阳也，经云本之下中之见也，厥阴中风少阳，故有三焦之病也。食则吐蛔，下之利不止者，乃厥阴标阴为病，经云见之下气之标也，厥阴以阴寒为标，蛔乃阴类，不得阳热之化，则顿生而吐；下之则阴极而阳不生，故利不止。'"

舒驰远曰："此条阴阳错杂之证也。消渴者，膈有热也。厥阴邪气上逆，故上撞心。疼热者，热甚也；心中疼热，阳热在上也。饥而不欲食者，阴寒在胃也。强与食之，亦不能纳，必与蛔俱出，故食即吐蛔。此证上热下寒，若因上热误下之，则上热未必即去，而下寒必更加甚，故利不止也。"

《医宗金鉴》："厥阴者，为阴尽阳生之脏，邪至其经，从阴化寒，从阳化热，故其为病，阴阳错杂，寒热混淆也。"

《灵枢·大惑论》："人之善饥而不嗜食者，何气使然？曰：精气并于脾，热气留于胃，胃热则消谷，谷消故善饥。胃气逆上，则胃脘寒，故不嗜食也。"

《医门法律》："杀虫方，治消渴有虫，苦楝根取新白皮一握，切焙，入麝香少许，水二碗煎至一碗，空心饮之。虽困顿不妨。自后下虫三四条，类虫而色红，其渴顿止。乃知消渴一证，有虫耗其津液。"

歌曰 geyue

厥逆证分寒热，神经作用皆由血。
伤寒厥必发热，热伤神经则为厥。

研读 yandu

以上两句概括了黄竹斋对厥阴及厥阴病创造性的认识。

黄竹斋曰：“厥阴者，神经系统之符语，满布身体内外，以脑为中枢，可知觉运动，主节制诸器官之总轴也。在太阳部分者，知觉最敏，能随意运动。在少阳及阳明部分者，除九窍外，皆知觉迟钝，不能随意运动，名曰自和神经。如心之波动，肺之气息，肝脾之分泌胆脺液，肾之排尿，胃之消化，肠之传渣滓是也。《内经》曰：‘厥阴与少阳为表里。’又曰：‘厥阴之上，风气治之。’若少阳部分之自和神经，因受风邪，微生虫寄脏腑之为病，其发于胃则消渴。消渴者，饮水能消，小便数而渴不止。盖由饮食生冷，含有微生虫之遗卵，因人脾胃之虚，故遗卵得伏于胃襞，孵化变蛔，盘踞寄予其间，致胃之消化神经衰弱，饮食之精微只供蛔虫之荣养，久则胃膜坚强不能吸收水分，蛔饥求食而动则病作，胃中客气动膈上撞击于心，蛔啮胃襞，致心中疼而烦热，方书所谓心胃虫疾作痛也。小肠无病能消化水谷，故腹中饥。胃气为风邪所乱，故不欲食。食则蛔闻食臭出，既出则不能复归于原巢，故吐蛔也。胃不能消水而上输于肺，致水悉自小肠，而下输于肾，故小便多而胃阴之燥仍不解，此消渴之病所由成也。此病本在少阳中焦之半表半里及胃上脘，若不可下；故误下之，反致未病之小肠为苦寒药侵伤而下利不止矣。”

歌曰 geyue

厥日深热亦深，厥微厥热是病因。

研读 yandu

本句概括了《伤寒杂病论》条文："伤寒一二日至四五日厥者，必发热。前热者后必厥，厥深者热亦深，厥微者热亦微。厥应下之，而反发汗者，必口伤烂赤。"

本条文言伤寒不足六日见厥症及厥症误发汗的预后。

条文大意：伤寒一二日至四五日寒极阴盛见手冷至腕、足冷至踝之厥症者，其寒极而热复后必发热。阳极而内陷，可致见前热者后必厥的现象，概而言之，前之厥深者，后之热亦深，前之厥微者，后之热亦微。厥深热亦深，应于亡阴之盛热未发之前，下之，使热不作，阳与阴平，热去厥不再来，然而如反发汗者，必火热循厥阴之脉上炎，致口伤烂赤。

陈修园曰："手冷至肘、足冷至膝为四逆。手冷至腕、足冷至踝为厥。厥阴伤寒，若一二日未愈，过于三日之少阳，则从阳而交于阴矣。至四五日未愈，过于六日之厥阴，则又从阴而复于阳矣。阴阳不可见，见之于厥热二证。在阴而厥者，在阳必发热，以此知其前与后之由。四五日之前，遇阳而热者，一二日之后，遇阴必厥，以此知其深与微之病。厥深者热亦深，厥微者热亦微，此阴阳往复之理也。厥之治法应下之，以和阴阳之气，而反发汗者，必火热上炎，口伤烂赤，以厥阴之脉循颊里、环唇内故也。"

黄坤载曰："伤寒一二日以至四五日而见厥者，此后必发热。既已发热，则此后必又厥。前之厥深者，后之热亦深；前之厥微者，后之热亦微。盖前之阴盛而为厥，后必阳复而发热，阴阳之胜复不偏，则厥热之浅深相等也。阳胜而热则病退，阴胜而厥则病进，是热本吉兆，然不可太过，厥将终而热将作，应当下之以救营血而息肝风，而反发汗者，亡其血液，风动火炎，必口伤烂赤。上章诸四逆厥者，不可下之，此曰厥应下之者，以其将发热也。缘今之厥深者，后之热亦必深，俟其热盛亡阴，所丧多亦。于其热未发时，应当下之，使阳与阴平，则热可不作，热去则厥亦不来，是至善之法也。不然，热来则伤肝肾之阴，厥来又伤心肺之阳，厥热之胜负不已，则正气之损伤为重，养虎贻患，非计之得者也。”

方中行曰：“厥者必发热，寒极而热复也。前热者后必厥，阳极而内陷也。厥深热亦深，厥微热亦微，以大概言也。厥应下之，谓邪在里也。口伤烂赤，厥阴之脉上与督脉会于巅，其支者，从目系下颊里环唇内，所以误汗则热乱而唇口伤也。”

喻嘉言曰：“前云诸四逆厥者不可下，此云厥应下之者，其辨甚微。盖先四逆而后厥与先发热而后厥者，其来迥异，故彼云不可下，此云应下之也。以其热深厥深，当用苦寒之药清解其在里之热，即名为下。如下利谵语，但用小承气汤止耳，从未闻有峻下之法也。若不用苦寒，反用辛甘发汗，宁不引热势上攻？口伤烂赤，与喉痹互意。”

《阴证略例》：“夫厥有阴有阳，初得病身热，三四日后热气渐深，大便秘结，小便黄赤，或语言谵妄而反发热者，阳厥也。初得病身不热，三四日后阳气渐消，大便软利，小便清白，或语言低微而不发热者，阴厥也。二证人多疑之，以脉皆沉故也。然阳厥而沉者，脉当有力；阴厥而沉者，脉当无力也。若阳厥爪指有时而温，若阴厥爪指时时常冷也。”

陶节庵曰：“先发热而后厥者，扬手掷足，烦躁饮水，畏热，头汗，大便闭，小便赤，怫郁昏悸。当下失下，血气不通，所以谓热深则厥者此也。大柴胡汤、小承气汤选而用之。”

歌曰 geyue

热日多厥日少，厥少热多病愈兆。

研读 yandu

本句概括了《伤寒杂病论》条文："伤寒发热四日，厥反三日，复热四日，厥少热多者，其病当愈；四日至七日，热不除者，必便脓血。"

本条文言以厥热日数之多寡验阴阳胜负。

条文大意：厥阴伤寒发热四日，厥反三日，复热四日，厥之日数与热之日数比较，厥少热多者，示阳气进而阴气退，其病势当易愈；若四日至七日，厥去而热不除者，为阳气太过，热入营中，其后必便脓血。

尤在泾曰："热已而厥者，邪气自表而至里也。乃厥未已，而热之日又多于厥之日，则邪复传而之至表矣，故病当愈，其热则除。乃四日至七日而不除者，其热必侵入营中，而便脓血，所谓热气有余，必发痈脓也。"

万密斋曰："凡阳厥热不除，在表者必发痈脓，在里者必便脓血者，以肝主血而风木易动也。其脉皆数，便脓血，黄芩汤。"

吴人驹曰："《内经》言人之伤于寒也，则为病热，热虽甚不死，是伤寒以热为贵也。然热不及者病，太过者亦病，故此二节论寒热之多少，以明不可太过与不及也。"

歌曰 geyue

热过多喉为痹，或为下利便脓血。

研读 yandu

本句概括了《伤寒杂病论》条文："伤寒先厥后发热，下利必自止，而反汗出，咽中痛者，其喉为痹。发热无汗，而利必自止，若不止，必便脓血，便脓血者，其喉不痹。"

本条文言热化太过，随其经气之上下而为病。

条文大意：厥阴伤寒先有手冷至腕、足冷至踝之厥，后得少阳之化而发热，热化入里则其下利必自止；如厥阴热化太过，进而反致汗出伤津，火热炎上，则见咽中痛者，其喉为痹。厥阴热化适度热与厥应，则发热之时阳守于中而无汗，而利必自止；若厥止而热与利不止，则阳热随利陷下，必便脓血。热下陷便脓血者，则阳热不再上升，故其喉不痹。

张隐庵曰："伤寒先厥者，始于厥阴也。后发热者，交于太阳也。下利必自止者，阳气上升也。夫先厥后热，下利且止，阴阳似和，其病当愈；而反汗出，咽中痛者，阴液虚而火气盛也。其喉为痹者，经云：一阴一阳结，谓之喉痹。一阴者，厥阴也；一阳者，少阳也。今厥阴为病，而见少阳之火热咽痛，故其喉为痹。夫始之下利必自止者，乃发热无汗而利必自止也。若发热无汗而利不止，则太阳阳热之气不能上升，必阴津下竭、热气内伤而便脓血。夫便脓血则火热下行，故其喉不痹。此明火热下行则便脓血，火热上升而为喉痹者如此。"

汪苓友曰："先厥后发热，下利必自止。阳回变热，热邪太过而反汗出咽中痛者，此热伤上焦气分也。其喉为痹，痹者闭也。此以解咽中痛甚，其喉必闭而不通，以厥阴经循喉咙之后，上入颃颡故也。又热邪太过，无汗而利不止，便脓血者，此热伤下焦血分也。热邪泄于下，则不干于上，故云：其喉不痹。"

常器之曰："喉痹，可桔梗汤。余疑此条证或于发厥之时，过服热药而至于此。学者临证，宜细辨之。"

张路玉曰："便脓血者，白头翁汤。"

歌曰 geyue

厥日多病为进，寒多热少阳气退。

研读 yandu

本句概括了《伤寒杂病论》条文"伤寒厥四日，热反三日，复厥五日，其病为进。寒多热少，阳气退，故为进也。"

本条文言厥胜于热而伤阳。

条文大意：厥阴伤寒，四肢厥冷四日，发热反三日，复厥五日，其病势为进。其厥症与发热之日数比较，寒之数多，而热之数少，阴气盛而阳气退，故其病势为进也。

尤在泾曰："厥已而热者，阳气复而阴邪退也。乃热未已而复厥，而厥又多于热之日，则其病为进。所以然者，寒多热少，阳气不振，则阴邪复胜也。要之热已而厥者，传经之证，虑其阳邪递深也；厥已而热者，直中之证，虑其阳气不振也。故传经之厥热，以邪气之出入言；直中之厥热，以阴阳之胜复言，病证则同，而其故有不同如此。"

陆九芝曰："厥阴与少阳相表里，厥阴厥热之胜复，犹少阳寒热之往来。少阳之寒因乎热，故厥阴之厥亦因乎热，热为阳邪向外，厥为阳邪向内，厥之与热总是阳邪出入阴分。热多厥少而热胜于厥者，其伤阴也犹缓；厥多热少而厥胜于热者，其伤阴也更急。盖外寒客热化为阳邪，深入厥阴之脏，本以向外为吉，向内为凶。阳而向外则外热，阳而向内则外寒，故仲景以厥多为病进，热多为病愈。而复申之曰阳气退，故为进，盖谓阳之退伏于内，非阳之脱绝于外也。"

歌曰 geyue

四逆厥不可下，此为亡血下之死。

研读 yandu

本句概括了《伤寒杂病论》条文："伤寒五六日，不结胸，腹濡，脉虚复厥者，不可下也。此为亡血，下之则死。"

本条文言厥阴阴血虚亡。

条文大意：伤寒五六日，按日期病已周传六经，或见病势加重邪气传里内结致结胸或腹满；或见病势减轻邪气渐解而不致结胸，腹亦不硬而软濡，同时其人不再复厥。今见不结胸，腹濡，脉虚复厥者，因其内有阴血虚，邪气无以附着不能内结故不结胸，腹濡，血虚则脉亦虚，血虚不能与阳气相接于外，故手足复厥。此厥不为热深，此为亡血，慎不可下也，若误下之则阴血亡而死。

尤在泾曰："伤寒五六日，邪气传里，在上则为结胸，在下则为腹满而实。若不结胸，腹濡而脉复虚，则表里上下都无结聚，其邪为已解矣。解则其人不当复厥，而反厥者，非阳热深入也，乃血不足而不荣于四末也。是宜补而不可下，下之是虚其虚也。《玉函》云：虚者重泻，其气乃绝。故死。"

方中行曰："亡音无，古字通用。此肝虚则不能生血，故曰无血，非谓失血之亡血也。"

柯韵伯曰："其脉空虚，此无血也。"

程郊倩曰："世多血厥证，此亡血之厥又不同，则挟淤不挟淤之分也。"

《医垒元戎》："宜当归四逆汤。下之则死，宜四逆加人参汤。"

歌曰 geyue

热厥证不可汗，误发汗必口伤烂。

研读 yandu

本句概括了《伤寒杂病论》条文："伤寒一二日至四五日厥者，必发热。前热者后必厥，厥深者热亦深，厥微者热亦微。厥应下之，而反发汗者，必口伤烂赤。"的最后一句。

本条文言伤寒不足六日见厥症及厥症误发汗的预后。

条文大意：伤寒一二日至四五日寒极阴盛见手冷至腕、足冷至踝之厥症者，其寒极而热复后必发热。如阳极而内陷，可见前热者后必厥，厥深热亦深，前之厥微者，后之热亦微。热厥者应于亡阴之盛热未发之前下之使热不作，阳与阴平热去厥不再来。然而如因伤寒而反发汗者，必火热循厥阴之脉上炎，致口伤烂赤。

歌曰 geyue

手足厥脉乍紧，邪结胸中瓜蒂吐。

研读 yandu

本句概括了《伤寒杂病论》条文“病人手足厥冷，脉乍紧者，邪结在胸中，心下满而烦，饥不能食者，病在胸中，当须吐之，宜瓜蒂散。”

本条文言痰之为厥及治法。

条文大意：病人阳气为痰所阻不达于四肢，见手足忽然厥冷，脉乍紧者，以邪结胸中，胃为邪碍，心下满而烦，胃热故饥，痰阻则不能食者，病在胸胃中，治法高者越之，当须涌吐之。宜瓜蒂散。

柯韵伯曰：“手足为诸阳之本，厥冷则胃阳不达于四肢。紧则为寒，乍紧者，不厥时不紧，言紧与厥相应也，此寒结胸中之脉证。心下者，胃口也。满者，胃气逆。烦者，胃火盛。火能消物，故饥。寒结胸中，故不能食。此阴并于上，阳并于下，故寒伤形，热伤气也。非汗下温补之法所能治，必瓜蒂散吐之。”

陈修园曰：“此言痰之为厥也。厥虽不同，究竟统属于厥阴证内。”

《活人书》：“病在胸中，亦能令人手足厥，但认脉乍结是也。”

瓜蒂散方

瓜蒂一分（熬）　赤小豆一分

上二味，各别捣筛为散已，合治之。取一钱匕，以香豉一合，用热汤七合，煮作稀糜，去滓，取汁，和散，温顿服之。不吐者，少少加，得快吐乃止。诸亡血虚家不可与。

庞安常曰："凡病可吐者，皆宜此方。"

张令韶曰："瓜性蔓延直上，瓜甜而蒂苦，豆乃水谷，一取其色赤，一取其色黑，乃从下而上，由阴而阳之义也。用为吐剂宜矣。"

《玉机微义》："凡取吐，须天气清明，午时已前，先令病人隔夜不食。卒暴者，不拘此。"

《肘后方》："治胸中多痰，头痛不欲食，及饮酒则瘀阻痰方。"（即本方）

《总病论》："病三日以上，气浮上部填塞胃心，故头痛胸中满，或多痰涎，当吐之则愈。又曰：胸膈痞闷，痰壅塞碍，脉得浮或滑，并宜瓜蒂散吐之。产后六七日内下泻，诸药不效，得此脉与吐之，泻立止。下利日数十行，其脉反迟，寸口微滑，吐之则止。"

《内外伤辨惑论》："上部有脉，下部无脉，其人当吐，不吐者死，何谓也？下部无脉，此所谓木郁也。饮食过饱，填塞胸中，胸中太阳之分野。经云：气口反大于人迎三倍，食伤太阴。故曰：木郁则达之，吐者是也。瓜蒂散取吐为度，若非两手尺脉绝无，不宜便用此药，恐损元气，令人胃气不复。"

《万病回春》："瓜蒂散治伤寒四五日，病在胸膈，痰气紧满于上，不得息者，以此吐之。"

《寿世保元》："一人癫狂乱打，走叫上房，用瓜蒂散吐出其痰数升，又以承气汤下之，即愈。"

《张氏医通》："瓜蒂散治寒痰结于膈上，及湿热头重鼻塞。"

《怪疾奇方》："人忽头面肿大如斗，视人小如三寸。饮食不进，呻吟思睡，此痰证也。用瓜蒂散吐之，头面肿即消，再吐之，见人如故。后用六君子汤水煎服，三剂全愈。"

歌曰 geyue

脉滑厥里有热，白虎汤可治热厥。

研读 yandu

本句概括了《伤寒杂病论》条文："伤寒脉滑而厥者，里有热也，白虎汤主之。"

本条文言厥证之热的脉证治法。

条文大意：伤寒脉滑而厥者，阳气内郁，而不得外达，外虽厥而里有热也，必烦渴引饮，白虎汤主之。

尤在泾曰："伤寒脉微而厥者，阴邪所中，寒在里也。脉滑而厥者，阳邪所伤，热在里也。阳热在里，阴气被格，阳反在内，阴反在外，设身热不除，则其厥不已，故主白虎汤，以清里而除热也。"

钱天来曰："滑者，动数流利之象，无沉细微涩之形，故为阳脉。乃伤寒郁热之邪在里，阻绝阳气，不得畅达于四肢而厥，所谓厥深热亦深也。"

柯韵伯曰："此条明热厥之脉，并热厥之方。脉弱以滑，是有胃气；缓而滑，名热中；与寒厥之脉微欲绝者，大相径庭矣。当知有口燥舌干之证，与口伤烂赤者照应焉。"

歌曰 geyue

四逆证热厥浅，咳悸腹痛四逆散。

研读 yandu

本句概括了《伤寒杂病论》条文"少阴病，四逆，其人或咳，或悸，或小便不利，或腹中痛，或泄利下重者，四逆散主之。"

本条文言少阴虚寒水气转枢无主的证治。

条文大意：四肢为诸阳之本，阳气虚寒失于充养可见四肢厥逆，虚寒水气转枢无主则阳气内郁不能外达亦可见该症。少阴病，枢机不利，不能转阳气以达于手足，致四肢厥逆，枢机无主或然之证随见，其人于四逆主症外，或气郁涉于肺而咳，或涉于心而悸，或涉于膀胱而小便不利，或涉于小肠而腹中痛，或涉于大肠而泄利下重者，统以四逆散主之。

陈修园曰："或咳，或利，或小便不利，同小青龙证；厥而心悸，同茯苓甘草证；或咳，或利，或小便不利，又同真武证，种种是水气为患。肾为水脏，水性无定，变证处实不离其本相。"

刘昆湘曰："此示少阴纯属水寒之证。少阴病至于四逆，则胃肾之阳俱亡，法当呕吐下利，因三焦尽属寒证，水隔在上，得汤不受而吐，故改汤为散，脉当沉滑而微。四逆散即四逆汤四味为散，白水和煎数沸，并渣服之。则虽呕而不得尽出，药力达胃，必呕吐渐疏，仍可以汤法继之。其随证加减之例，如咳者加五味子、干姜，并主下利，敛肺则大肠自收摄也。悸者加桂，降冲气且导心阳使下行也。小便不利者加茯苓，淡味以渗泄也。腹中痛者加附子，温肾寒以启胃阳也。泄利下重者，以薤白煮汤下散，通肺与大肠之气痹也。"

四逆散方

甘草二两（炙） 附子大者一枚 干姜一两半 人参二两

上四味，捣筛，白饮和服方寸匕。咳者，去人参，加五味子、干姜各五分，并主下利。悸者，加桂枝五分。小便不利者，加茯苓五分。泄利下重者，先以水五升，煮薤白三两，取三升，去滓；以散三方寸匕内汤中，煮取一升半，分温再服。

陈修园曰："少阳为阳枢，小柴胡汤为转阳枢之专方；少阴为阴枢，此散为转阴枢之专方。学者于二方细细体会，并于两方加减处细细寻绎，知其异并知其同，知其同中之异，并知其异中之同，则于本经治法思过半矣。"

歌曰 geyue

蛔厥病吐蛔验，时烦而呕乌梅丸。

研读 yandu

本句概括了《伤寒杂病论》条文："伤寒脉微而厥，至七八日肤冷，其人躁无暂安时者，此为脏厥，非蛔厥也。蛔厥者，其人当吐蛔。今病者静而复时烦，此为脏寒，蛔上入其膈，故烦，须臾复止，得食而呕又烦者，蛔闻食臭出，其人当自吐蛔。蛔厥者，乌梅丸主之。又主久利。"

本条文言脏厥与蛔厥的鉴别，并言蛔厥与厥阴久利的证治。

条文大意：四肢厥冷必须细辨，伤寒少阴病脉微，而厥为少阴之阴寒证，至再复于太阳之七日、阳明之八日，不得阳热之化，不但手足厥冷，周身之肌肤亦冰冷。其人躁动而无暂安时者，因孤阳外脱阴不内守，此为少阴之脏真将绝之厥，非为蛔虫扰动致阴阳不相顺接之蛔厥也。蛔厥者，其人当吐蛔。今病者静而复有时发烦，与脏厥无暂安时者不同，此为脏寒，蛔不安而上入于其膈，故因蛔上膈扰动而烦，又因蛔退下须臾而烦复止，得食而呕又烦者，蛔闻食臭再次上出，胃气上逆则呕，蛔再上膈扰动而烦，甚至其人当自吐蛔。蛔厥者，为厥阴变证之一，凡寒热错杂，阴阳不相顺接之厥阴各证，皆可约其旨统以乌梅丸主之。如本方又主厥阴寒热错杂的久利变证。

尤在泾曰："伤寒脉微而厥，寒邪中于阴也。至七八日，身不热而肤冷，则其寒邪未变可知。乃其人躁无暂安时者，此为脏厥发躁，阳气欲绝，非为蛔厥也。蛔厥者，蛔动而厥，其人亦躁，但蛔静则躁亦自止，蛔动则时复自烦，非若脏寒之躁无有暂安时也。然蛔之所以时动而时静者，何也？蛔性喜温，脏寒则蛔不安而上膈，蛔喜得食，脏虚则蛔复上而求食，甚则呕吐，涎液从口中出。古云：

‘蛔得甘则动，得苦则安。’又曰：‘蛔闻酸则静，得辛热则止。’故以乌梅丸安蛔温脏，而止其厥逆。”

柯韵伯曰：“伤寒脉微厥冷烦躁者，在六七日，急灸厥阴以救之。此至七八日而肤冷，不烦而躁，是纯阴无阳，因脏寒而厥，不治之证矣。然蛔厥之证，亦有脉微肤冷者，是内热外寒，勿遽认为脏厥而不治也。其显证在吐蛔，而细辨在烦躁，脏寒则躁而不烦，内热则烦而不躁，其人静而时烦，与躁而无暂安时者迥殊矣。此与气上撞心，心中疼热，饥不能食，食即吐蛔者，互文以见意也。夫蛔者，虫也，因所食生冷之物，与胃中湿热之气相结而成。今风木为患，相火上攻，故不下行谷道而上出咽喉。故用药亦寒热相须也。看厥阴诸证，与本方相符，下之利不止，与又主久利句合，则乌梅丸为厥阴主方，非只为蛔厥之剂矣。”

乌梅丸方

乌梅三百枚　细辛六两　干姜十两　黄连十六两　当归四两　人参六两　附子六两（炮，去皮）　蜀椒四两（出汗）　桂枝六两（去皮）　黄柏六两

上十味，异捣筛，合治之。以苦酒渍乌梅一宿，去核，蒸之五斗米下，饭熟捣成泥，和药令相得，内臼中，与蜜杵二千下，丸如梧桐子大。先食饮服十丸，日三服，稍加至二十丸。禁生冷、滑物、臭食等。

吕茶村曰：“此主治蛔厥，其妙处全在米饭和蜜，先诱蛔喜，及蛔得之，而乌梅及醋之酸，椒姜桂附及细辛之辛，黄连黄柏之苦，则蛔不堪而伏矣。但厥后气血不免扰乱，故加人参当归奠安气血。此方虽寒热错杂，但温脏之力居多，又得乌梅之酸涩以固脱，故又主久利。”

喻嘉言曰：“乌梅丸中酸苦辛温互用，以安蛔温胃益虚。久利而便脓血亦主此者，能解阴阳错杂之邪故也。”

《千金方》：“治冷痢久下，乌梅丸。”（即本方）

《圣济总录》：“乌梅丸，治产后冷热利，久下不止。”

《证治准绳》：“乌梅丸，治胃腑发咳，咳而呕，呕甚则长虫出。”

《寿世保元》：“胃冷，蛔虫上攻，心痛，呕吐，四肢冷，乌梅丸。”

雉间焕曰：“反胃之证，世医难其治，此方治之实奇剂也。”

歌曰 geyue

伤寒厥心下悸，服苓甘汤免作利。

研读 yandu

本句概括了《伤寒杂病论》条文：“伤寒厥而心下悸者，宜先治水，当服茯苓甘草汤，却治其厥，不尔，水渍入胃，必作利也。”

本条文言水之为厥的证治。

条文大意：伤寒手足厥，其证不一，而兼见心下悸者，为水停心下，水乘心阳，宜乘其未入胃之时，先治其水，当服茯苓甘草汤，虽曰治水，却治其厥，倘若不尔，则水从上脘渍入于胃，必作利也。

钱天来曰：“《金匮》曰‘水停心下，甚者则厥。’太阳篇中有‘饮水多者，心下必悸’此二语，虽皆仲景本文，然此条并不言饮水，盖以伤寒见厥则阴寒在里，里寒则胃气不行，水液不布，必停蓄于心下，阻绝气道，所以筑筑然而悸动，故宜先治其水，当服茯苓甘草汤以渗利之，然后却与治厥之药。不尔，则水液既不流行，必渐渍入胃，寒厥之邪在里，胃阳不守，必下走而作利也。”

陈修园曰：“夫厥证最忌下利，利则中气不守，邪愈内陷。故与其调治于既利之后，不若防患于未利之前，所以宜先治水。”

魏念庭曰：“此厥阴预防下利之法。盖病至厥阴，以阳升为欲愈，邪陷为危机。若夫厥而下利，则病邪有陷无升，所以先治下利为第一义，无论其厥之为寒为热，而俱以下利为不可犯之证。”

程郊倩曰："此寒因水停而作厥者，其证以心下悸为验，厥阴有此，多因消渴得之。水其本也，寒其标也。"

歌曰 geyue

手足厥寒脉细，当归四逆汤可与。

研读 yandu

本句概括了《伤寒杂病论》条文："手足厥寒，脉细欲绝者，当归四逆汤主之。"

本条文言经脉内虚而厥的证治。

条文大意：经脉流行，常周不息。若经血虚少，则不能流通畅达，而手足为之厥寒，脉细按之微弱欲绝者，以当归四逆汤主之。

沈尧封曰："叔和《释脉》云：'细极谓之微，则此之脉细欲绝，即与微脉混矣。'不知微者薄也，属阳气虚；细者小也，属阴血虚。薄者未必小，小者未必薄也。盖营行脉中，阴血虚，则实其中者少，脉故小；卫行脉外，阳气虚，则约乎外者怯，脉故薄。况前人用'微'字多取'薄'字意，试问'微云淡河汉'薄乎细乎？故少阴论中，脉微欲绝用通脉四逆主治，回阳之剂也。此之脉细欲绝，用当归四逆汤主治，补血之剂也。两脉阴阳各异，岂堪混释？"

何鹤龄曰："此厥阴不能上合于心包也。心包主血亦主脉，横通四布。今心包之血不四布，则手足厥寒，又不能横通于经脉，则脉微欲绝，故以此汤养血通脉以主之。"

当归四逆汤方

当归三两　芍药三两　桂枝三两　细辛三两　木通三两　甘草二两（炙）　大枣二十五枚（擘）

上七味，以水八升，煮取三升，去滓。温服一升，日三服。

尤在泾曰："夫脉为血之腑，而阳为阴之先，故欲续其脉必益其血，欲益其血必温其经。方用当归、芍药之润以滋之，甘草、大枣之甘以养之，桂枝、细辛之温以行之，而尤借通草之入经通脉，以续其绝而止其厥。”

《脉经》：“下利，其脉浮大，此为虚，以强下之故也。设脉浮革，因而肠鸣者，属当归四逆汤。”

《伤寒六书》：“少阴病，但厥无汗，而强发之，必动其血，或从口鼻耳目中出，名下厥上竭，难治。又咽喉闭塞者，不可发汗，发汗则吐血，气欲绝，手足厥冷蜷卧不能自温。又脉弱者不可发汗，发之则寒栗不能自还。并当归四逆汤。”

《医宗必读》：“骆元宾十年患疝，形容枯槁。余诊之左胁有形，其大如臂，以热手握之沥沥有声，甚至上攻于心，闷绝者久之，以热醋熏灸方苏。余曰：‘此经所谓厥疝。’用当归四逆汤，半月积形衰小。更以八味丸间服，半载积魂尽消，后不复患。”

刘延实曰：“一友患腰痛，医以杜仲、补骨脂等治之弗瘳，诊其脉浮细缓止，知为风伤血脉耳。定当归四逆汤，剂尽病除。”

《医学从众录》：“经云：‘肝，足厥阴也，’是动则病腰痛，不可以俯仰。宜当归四逆汤治之。方中细辛能遂肝性，木通能通络脉，以久痛必入络。”

《验方新编》：“脐下二三寸关元、丹田二穴，冷结膀胱小腹有形作痛，手足厥冷，此厥阴伤寒重证，宜当归四逆汤。又惊风眼目翻上，俗名天吊风，男妇大小皆有此证，或言见鬼，或不知人，或头足往后反扯如弓，此戴眼反张之证，非风非火，乃血虚不能养筋受寒所致，若作风治，为害不浅，用当归四逆汤，屡试如神。”

《百疢一贯》：“休息痢来自疝者，当归四逆汤所主也。黑便与血交下，与当归四逆汤有效。”

《医学入门》：“当归四逆汤，治厥阴病气弱，手足厥逆，小腹疼痛，或呕哕，或囊缩，血虚则脉细欲绝。亦阴毒要药也。如素有寒气，加吴茱萸、生姜。寒甚，加附子。脉不至，加人参。”

歌曰 geyue

大汗出大下利，厥逆恶寒主四逆。

研读 yandu

本句概括了《伤寒杂病论》条文："大汗出，热不去，内拘急，四肢疼，复下利厥逆而恶寒者，四逆汤主之。"

本条文言阳虚而厥，反作假热之象的证治。

条文大意：表阳失于固摄大汗出，虚阳外越而热不去反有假热之象，阴寒内盛收引而内拘急，阳虚不能四达而四肢疼，复有下利致下焦之生阳下泄，此厥逆而恶寒者，表阳脱于外，里阳衰于内，生阳泄于下，以回阳固脱，生阳救陷的四逆汤主之。

陈亮师曰："大汗出，谓如水淋漓；热不去，谓热不为汗衰。盖言阳气外泄，寒邪独盛。表虚邪盛如此，势必经脉失和，于是有内拘急、四肢疼之证也。再见下利、厥逆，阴寒内盛；恶寒，阳气大虚，故用四逆汤急急温经复阳以消阴翳。"

陈平伯曰："大汗、身热、四肢疼，皆是热邪为患。而仲景便用四逆汤者，以外有厥热、恶寒之证，内有拘急、下利之候。阴寒之象内外毕露，则知汗出为阳气外亡，身热由虚阳外越，肢疼为阳气内脱。不用姜附以急温，虚阳有随绝之患，其辨证处又只在恶寒下利也。总之，仲景辨阳经之病，以恶热、不便为里实；辨阴经之病，以恶寒、下利为里虚，不可不知。"

尤在泾曰："此过汗伤阳，病本热而变为寒之证。大汗出，热不去者，邪气不从汗解，而阳气反从汗亡也。阳气外亡，则寒冷内生，内冷则脉拘急而不舒也。四肢者，诸阳之本，阳虚不足，不能实气于四肢，则为之疼痛也。甚至下利厥逆而恶寒，则不特无与内守，亦并不为外护矣。故必四逆汤救阳驱阴为主。余谓传经之热，久亦成阴者，此类是也。"

汪苓友曰："内拘急，此寒气深入于里，寒主收引，当是腹以内拘急。”

徐灵胎曰：“此条诸证皆属阴寒，固为易辨。惟热不去三字，则安知非表邪未尽即恶寒，亦安知非太阳未罢之恶寒。惟下利厥逆则所谓急当救里，不论其有表无表，而扶阳不可缓矣。”

尤在泾曰：“此亦阳病误治而变阴寒之证。成氏所谓大汗，若大下利，表里虽殊，其亡津液，损阳气一也。阳虚阴胜，则生厥逆，虽无里急下利等证，亦必以救阳驱阴为急。《易》曰：‘履霜坚冰至。’阴盛之戒，不可不凛也。”

喻嘉言曰：“此证无外热相错，其为阴寒易明。然既云大汗、大下，则阴津亦亡，但此际不得不以救阳为急，俟阳回乃可除救其阴也。”

歌曰 geyue

脉弱呕小便利，微热见厥亦可与。

研读 yandu

本句概括了《伤寒杂病论》条文：“呕而脉弱，小便复利，身有微热，见厥者，难治，四逆汤主之。”

本条文言上下内外气机不相顺接，而为难治之证。

条文大意：厥阳病，气机上逆而呕，里气大虚而脉弱，气机下泄而小便复利，阴阳之气不相顺接而身有微热，见厥者，里阳虚败致上下内外气机不相顺接，故为难治。若欲治之，且以四逆汤主之。

黄坤载曰：“呕而脉弱，胃气之虚。小便复利，肾气之虚。肾司二便，寒则膀胱不约，故小便自利。里阳虚败，加以身热而见厥逆者，阴盛于内而微阳外格，故为难治。宜四逆汤以回里阳也。”

唐容川曰：“呕者小便不利，身热者不见厥，今两者俱见，则是上下俱脱之形，故难治。”

汪苓友曰："诸条厥利证皆大便利，此条以呕为主病，独小便利而见厥，前后不能关锁，用四逆汤，以附子散寒下逆气，助命门之火，上以除呕，下以止小便，外以回厥逆也。"

歌曰 geyue

利清谷汗出厥，通脉四逆汤最切。

研读 yandu

本句概括了《伤寒杂病论》条文："下利清谷，里寒外热，汗出而厥者，通脉四逆汤主之。"

本条文言孤阳外越之证治。

条文大意：寒伤真阳，阴寒气盛，脾胃阳衰不能蒸津液而泌糟粕，清浊不分以致下利清谷，阴盛格阳，以致里寒外热，亡阳汗出而且阳衰而四肢厥冷者，宜通脉四逆汤主之，以启生阳之气，通心主之脉。

张令韶曰："夫谷入于胃，借中土之气，变化而黄，以成糟粕，犹奉心化赤而为血之义也。若寒伤厥、少二阴，则阴寒气甚，谷虽入胃，不能变化其精微，蒸津液而泌糟粕，清浊不分，完谷而出，故下利清谷也。在少阴则下利清谷，里寒外热，手足厥逆，脉微欲绝，身反不恶寒；在厥阴则下利清谷，里寒外热，汗出而厥。俱宜通脉四逆汤，启生阳之气而通，心主之脉也。"

喻嘉言曰："下利里寒，加以外热，是有里复有表也。热在阳虚之人，虽有表证，其汗仍出，其手足必厥，才用表药，立至亡阳，不用表药，终是外邪不服，故于四逆汤中加葱为治，丝丝必贯，为万世法程。"

陈修园曰："此为下利阴内盛而阳外亡者出其方治也。里不通于外而阴寒内拒，外不通于里而孤阳外越，非急用大温之剂，必不能通阴阳之气于顷刻。此言里寒下利而为清谷，下言里热下利者为下重，二节以寒热作对子。”

歌曰 geyue

厥阴病死证六，厥利能食除中忧。

研读 yandu

本句概括了《伤寒杂病论》条文：“伤寒始发热六日，厥反九日而利。凡厥利者，当不能食，今反能食者，恐为除中。食以索饼，不发热者，知胃气尚在，必愈，恐暴热来出而复去也。后日脉之，其热续在者，期之旦日夜半愈。所以然者，本发热六日，厥反九日，复发热三日，并前六日，亦为九日，与厥相应，故期之旦日夜半愈。后三日脉之，而脉数，其热不罢者，此为热气有余，必发痈脓也。”

本条文言除中为厥阴病死症之一及胃气为寒热胜复根本。

条文大意：寒热胜复全凭胃气。厥阴伤寒始得胃气尚盛故热化而发热，既至于六日，一经已过，复作再经，胃气已伤，既不能散精以达于四肢，其厥反至于九日之久，又不能蒸津液而泌糟粕，清浊不分而利。大凡厥利者，当不能食，今反能食者，恐为胃气败决之除中。验除中之法，食以索饼，不暴然发热者，知胃气尚在，故能任所胜之谷气而相安，此后必愈，最恐暴然之热来，不久即厥再出而热复去也。后三日脉之，其热续在者，乃胃气犹存，即生气有主，期之旦日寅卯、夜半子丑而愈。所以然者，本发热六日，厥反九日，今复续补发热三日，并前六日，亦为九日，以热与厥的天数相应，故预期之旦日，夜半愈。若再后三日脉之而脉数，其热不罢者，此为胃气热化太过，热气有余，逆于肉里必发痈脓也。

黄竹斋曰：“此节当分三段看，首段言厥多则阴盛而下利，食以索饼，验其是否为除中。中段言厥热相应，为阴阳平均而自愈。

末段言热多则阳盛而发痈脓也。”

尤在泾曰：“伤寒始发热六日，厥反九日而又下利者，邪气从阳之阴，而盛于阴也。阴盛则当不能食，而反能食者，恐为除中。中者，胃中之阳气也。除者，去而尽之也。言胃气为邪气所迫，尽情发露，不留余蕴也。不发热，不字当作若，谓试以索饼食之，若果胃气无余，必不能蒸郁成热。今反热者，知胃气尚在，非除中之谓矣。而又恐暴热暂来而复去，仍是胃阳发露之凶征也。后三日脉之，而其热仍在，则其能食者，乃为胃阳复振无疑，故期至旦日夜半，其病当愈。所以然者，本发热六日，厥反九日，热少厥多，其病当进。兹复发热三日，并前六日，亦为九日，适与厥日相应，故知其旦日夜半，其病当愈。旦日，犹明日也。然厥与热者，阴阳胜负之机，不可偏也，偏于厥则阴胜而碍阳矣，偏于热则阳胜而碍阴矣。后三日脉之，而脉反加数，热复不止，则阳气偏胜，必致伤及营血，而发为痈也。”

钱天来曰：“大凡厥冷下利者，因寒邪伤胃，脾不能散精以达于四肢，四肢不能禀气于胃而厥。厥则中气已寒，当不能食，今反能食者，似乎胃气已回，但恐为下文之除中，姑且食以索饼，索饼者，疑即今之条子面及馓子之类，取其易化也，食后不停滞而发热，则知已能消谷，胃气无损而尚在，其病为必愈也。期之旦日半阴极阳回之候，其病当愈，所谓厥阴病欲解时，自丑至卯上也。”

陈修园曰：“此节大意，谓发热则厥利止，热去则复厥利。故厥阴发热，非即愈候。厥利转为发热，乃属愈期耳。是以厥转为热，夜半可愈。热久不罢，必发痈脓。可知仲景不是要其有热，要其发热而厥利止，厥利止而热亦随罢，方为顺候。何注家不达此旨，强为注释，以致厥阴篇中，无数圣训反成无数疑窦耶！”

柯韵伯曰：“除中，如中空无阳，反见善食之状，今俗云食禄将尽者是也。发痈脓，是阳邪外溢于形身，俗所云伤寒留毒者是也。”

歌曰 geyue

脏厥病发热利，厥逆燥不得卧死。

研读 yandu

本句概括了《伤寒杂病论》条文："伤寒发热，下利厥逆，躁不得卧者，死。"

本条文言阴盛格阳为死证。

条文大意：厥阴伤寒，既因化热而见发热，则泻利因里热当自止，今身虽发热而反见下利，并见手足反见厥逆，是孤阳外出，独阴不守故见躁不得卧者，为阴盛格阳主死。

尤在泾曰："伤寒发热，下利厥逆者，邪气从外之内，而盛于内也；至躁不得卧，则阳气有立亡之象，故死。此传经之邪，阴气先竭，而阳气后绝者也。"

喻嘉言曰："厥证，但发热则不死，以发热则邪出于表，而里证自除，下利自止也。若发热下利厥逆，烦躁有加，则其发热又为阳气外散之候，阴阳两绝，亦主死也。又曰：肾主躁，躁不得卧，肾中阳气越绝之象也。"

张路玉曰："大抵下利而手足厥冷者，皆为危候，以四肢为诸阳之本故也。加以发热，躁不得卧，不但虚阳发露，而真阴亦烁尽无余，安得不死。"

歌曰 geyue

或发热下利甚，厥逆不止亦死证。

研读 yandu

本句概括了《伤寒杂病论》条文："伤寒发热，下利至甚，厥不止者，死。”

本条文言脏腑气绝为死证。

条文大意：厥阴伤寒，以热多厥少为病退，病退则利渐止而厥渐回。今既见发热，但五脏气绝于内而下利至甚，六腑气绝于外而厥亦不止者，脏腑气绝，故主死。

成无己曰：“《金匮要略》曰：‘六腑气绝于外者，手足寒；五脏气绝于内者，利下不禁。’伤寒发热，为邪气独甚；下利至甚，厥不止，为腑脏气绝，故死。”

钱天来曰：“发热则阳气已回，利当自止，而反下利至甚，厥冷不止者，是阴盛极于里，逼阳外出，乃虚阳浮越于外之热，非阳回之发热，故必死矣。”

歌曰 geyue

或厥逆发热利，汗出不止亡阳毙。

研读 yandu

本句概括了《伤寒杂病论》条文：“伤寒六七日不利，便发热而利，其人汗出不止者，死，有阴无阳故也。”

本条文言表里阳亡为死证。

条文大意：伤寒六七日不见下利，若热微而渴，汗濈濈而微利者，是阳复之证，若突然便出现发热而利，其人汗出不止者，死。因其真阳之气虚脱于内而为利，浮散于外而为热为汗，表里阳亡，阴气独存，有阴无阳故也。

尤在泾曰：“寒伤于阴，至六七日发热者，阳复而阴解，虽下利犹当自止，所谓伤寒先厥后发热而利者，必自止也。乃伤寒六日本不利，而忽热与利俱见，此非阳复而热也，阴内盛而阳外亡也。若其人汗出不止，则不特不能内守，亦并无为外护矣，是谓有阴无阳，其死必矣。”

方中行曰：“发热而利，里虚邪入也，故曰有阴；汗出不止，表阳外绝也，故曰无阳。”

张令韶曰：“厥阴病发热不死，此三节热亦死者，首节在躁不得卧，次节在厥不止，三节在汗出不止。”

歌曰 geyue

利逆冷而无脉，灸之不还微喘危。

研读 yandu

本句概括了《伤寒杂病论》条文：“下利手足厥冷，无脉者，灸之。不温，若脉不还，反微喘者，死；少阴负趺阳者，为顺也。”

本条文言下利阳陷之死证。

条文大意：厥阴下利，阳气陷下不能布达而手足厥冷，不能充实于经脉而无脉者，灸之，起陷下之阳。如手足应温而竟不温，脉还亦属吉兆；若脉亦不还，反加微喘者，是下焦之生气不能归元而反上脱，必死。如少阴太溪之动脉负于阳明趺阳之动脉者，其证为顺也。因脉源于少阴肾元，生于趺阳胃气。少阴（太溪）之脉与趺阳之脉皆出，少阴小于趺阳脉体，为癸戊相合，有根之脉，符合正常脉象，故为顺。

黄竹斋曰：“《灵枢·动输篇》所谓动脉，足少阴挟冲脉下行至跗上，与足阳明胃经冲阳皆在跗，是足少阴所行与足阳明所行，至跗合于一处也。此云少阴负趺阳者为顺，盖于冲阳轻按之以候胃气，重按以候肾气。负，承载也，浮沉皆有而若负也。”

钱天来曰：“阴寒下利而手足厥冷，至于无脉，是真阳已竭，已成死证，故虽灸之，亦不温也。若脉不还，反见微喘，乃阳气已绝，其未尽之虚阳随呼吸而上脱，其气有出无入，故似喘非喘而死矣。少阴，肾也，水中有火，先天之阳也；趺阳，胃脉也，火生之土，后天之阳也。此承上文下利而言。凡少阴证中诸阳虚阴盛之证，而至于下利及下利清谷之证，皆由寒邪太盛，非惟少阴命门真火衰微，且火不能生土，中焦胃脘之阳不守，故亦败泄而为下利，少阴脉虽微细欲绝，而为阴寒所胜，则为少阴之真阳负也。若趺阳脉尚无亏损，则是先天之阳虽为寒邪之所郁伏，而后天胃脘之阳尚在，为真阳犹未磨灭，所谓有胃气者生，故为顺也。若趺阳亦负，则为无胃气而死矣。”

汪苓友曰：“常器之云：当灸关元、气海二穴。”

《总病论》：“少阴脉在足内踝后，跟骨上动脉陷中，是足少阴肾脉也，名太谿穴。趺阳在足大指、次指间上行五寸，是足阳明胃脉也，名冲阳穴。”

歌曰 geyue

下利后手足厥，脉绝不还亦死绝。

研读 yandu

本句概括了《伤寒杂病论》条文：“下利后脉绝，手足厥冷，晬时脉还，手足温者生，脉不还者死。”

此条言中土败太阴绝之死证。

条文大意：下利后中土虚不能从中焦而注于手太阴故脉绝，上贯四旁则手足不温而厥冷，晬时脉行五十度而大周于身，如脉得还，手足温者，为中土之气将复并注于太阴，故生；脉不还者，为中土已败，生气已绝，虽手足不逆冷，亦主死。

陈修园曰：“此言生死之机全凭于脉，而脉之根又藉于中土也。夫脉生于中焦，从中焦而注于手太阴，终于足厥阴，行阳二十五度，行阴二十五度，水下百刻一周。循环至五十度，而复大会于手太阴。故脉还与不还，必视乎晬时也。

陈亮师曰："此言下利后死证。诸节皆言下利，此节独言下利后，则与少阴下利止而头眩、时时自冒者同意也。利后似乎邪去，殊不知正气与邪气俱脱之故。晬时脉还手足温者，阳气尚存一线，犹可用四逆、白通等法，否则死期近矣，敢望生哉？此证若是久利脉绝，断无复还之理。若一时为暴寒所中，致厥冷脉伏，投以通脉四逆、白通之类，尚可望其还期，然医家之肩此重任亦难矣！"

钱天来曰："寒邪下利而六脉已绝，手足厥冷，万无更生之理，而仲景犹云周时脉还、手足温者生，何也？夫利有新久，若久利脉绝而至手足厥冷，则阳气以渐而虚，直至水穷山尽，阳气磨灭殆尽，脉气方绝，岂有复运之时；惟暴注下泄，忽得之骤利而厥冷脉绝者，则真阳未至徒绝，一时为暴寒所中，致厥利脉伏，故阳气尚有还期。此条乃寒中厥阴，非久利也，故云：'晬时脉还，手足温者生。'若脉不见还，是孤阳已绝而死也。"

喻嘉言曰："脉绝不惟无阳，而阴亦无矣。阳气破散，岂有阴气不消亡者。晬时脉还，乃脉之伏者出耳。仲景用灸法，正所以通气而观其脉之绝与伏耳。故其方即名通脉四逆汤，服后利止脉出，则加人参以补其亡血。若服药晬时，脉仍不出，是药已不应，其为脉绝可知。"

第十节　结　论

歌曰 geyue

六经病原无多，为医治误乃繁数；
或误吐误发汗，误攻下误利小便；
误火灸误烧针，熨背水灌冷水潠；
误治后成坏病，各条杂列六篇中。
分类辨详而精，可为司命赞天工。

研读 yandu

以上五句概括了伤于风寒之邪，逐次传变的伤寒本证并不多，但由于治之不当而成多种坏病，如“太阳病三日，已发汗，若吐，若下，若温针，仍不解者，此为坏病”。或在仲景编著时，或由后世重新辑录《伤寒杂病论》时，将各种坏病分列于全书各篇，其分类辨析的方法建立并不断发展了三阳三阴辨证论治体系。

读《伤寒杂病论》，须知仲景以伤寒名论之意。伤，谓触冒，寒，泛指邪，伤寒者，外感病的统称，总名之曰伤寒。《难经》云：“伤寒有五，有中风，有伤寒，有湿温，有热病，有温病。”春之温病、夏之暑病、秋之疟及痢、冬之寒气及咳嗽，皆四时不正之气致病。为什么用一个“寒”字代表四时不正之气。概阴阳互生，四季循环，天气始于冬至而一阳初动，故小寒、大寒居春之首。举寒以名论，而一岁四时六气百病，无不赅括其中。伤寒论乃各种触冒外邪疾患之总论，非专论伤寒而不论风、湿、暑、温等。举寒以名书，犹鲁史错举四时而名《春秋》。

《伤寒杂病论》之杂病有因受邪外感入脏腑加之误治而成者，更有四肢九窍血脉相传，壅塞不通，以及房室、金刃、虫兽所伤等而致者。虽然病因不同、患者体质各异、诊治条件及患者所处环境有别，导致疾病门类多样、变化万千，但病理变化的主要矛盾必集中于人体的某一部位，称之为病位。为准确把握病位，仲景开创性地将人体病变的主要部位分为“表、半表半里、里”三个层次，每个层次再配以虚实、寒热辨归阴阳，形成三阳三阴辨证论治体系。仲景还开创性地以伤寒为例，分列六篇阐释了伤寒病的病势传变规律。虽然各种疾病趋势不一定按伤寒规律传变，但就患者求医问药的具体情况而言，依然可以依其症状舌脉确定其当下的病位及病性，进而详细辨明其三阳三阴之证候，精选借鉴伤寒病同证候的方药进行异病同治。

陆九芝曰：“仲景书本为《伤寒杂病论》，六经提纲，伤寒如此，杂病亦如此。舍此则不能治伤寒，亦不能治杂病。仲景著论之原意，专为救误而作，故每篇中原得之病，与正治之法，不过数条，其余皆属发汗、吐下、温针、火攻等误治后坏病之救逆法也。知此以读论，则节目虽繁而提纲不紊矣。”

方剂索引

（以方剂首字笔画为序）